나 치매 너 파킨슨
우리 포기할까

나 치매 너 파킨슨
우리 포기할까

초판 1쇄 인쇄 ㅣ 2020년 09월 25일
초판 2쇄 발행 ㅣ 2020년 10월 05일

지은이 ㅣ 강석만
펴낸이 ㅣ 최화숙
편집인 ㅣ 유창언
펴낸곳 ㅣ **아마존북스**

등록번호 ㅣ 제1994-000059호
출판등록 ㅣ 1994. 06. 09

주소 ㅣ 서울시 마포구 성미산로2길 33(서교동), 202호
전화 ㅣ 02)335-7353~4
팩스 ㅣ 02)325-4305
이메일 ㅣ pub95@hanmail.net ㅣ pub95@naver.com

ⓒ 강석만 2020
ISBN 978-89-5775-246-3 13510
값 28,000원

나 치매
너 파킨슨
우리
포기할까

치매! 파킨슨!
당신도 예외가 아닙니다

제대로 알면 편해집니다

강석만 지음

아마존북스

병의 치유는
환자의 삶과 관련 있다

인간에게 주어진 시간은 '요람에서 무덤까지'이다. 요람에서 무덤까지의 시간을 병으로 사는 사람이 있고 건강하게 살아가는 사람이 있다. 각자의 삶 속에서 그렇게 나누게 된다. 병든 삶과 건강하게 오랫동안 살아가는 삶. 그렇다. 삶은 완전하지 않기에 늙어가면서 늘 병과 싸우는 것으로 보일 수도 있다.

어찌 보면 불확실성의 삶 가운데 가장 확실한 것은 누구든 피할 수 없는 죽음이다. 삶의 또 다른 이름이 죽음이라면 어떤 삶을 살아가든 그 결과물들이 지금의 나의 모습으로 이어진다.

영화 〈노트북〉에서 사랑의 상대까지 정해주는 사회적 분위기에서 노아와 앨리는 어렵게 둘만의 로맨스를 싹틔운다. 앨리에게 첫

눈에 반한 노아는 죽을 때까지 앨리만을 사랑했고 결국 죽음도 함께 한다. 이들의 이야기는 너무나 감동적이다. 특히 노아가 치매로 인해 남편인 자신도 가족도 알아보지 못하는 앨리 곁을 오래도록 지켜 가며 잔잔히 지난날들을 읽어 가는데, 그 얘기의 주인공이 자기 자신이었음을 짧은 순간 깨닫는 앨리의 모습은 특별했다. 치매와 파킨슨병 환자를 주로 접해서인지 〈노트북〉이 주는 감동의 여운은 오래도록 떠나질 않는다.

치매와 파킨슨병 치료, 어디까지 왔나?

누구나 가끔 시간여행을 하고 싶을 때가 있다. 불확실하고 막연한 미래보다는 이미 결과를 알고 있는 과거로의 여행이 훨씬 매력적이기도 하다. 지난 과거는 시간이 흐를수록 미화되고 추억들은 아름답게 보정이 되기 때문이다. 시간여행을 멈춘 앨리처럼 점점 기억들이 흐려지는 환자들을 볼 때마다 '어떻게 하면 좀 더 잃어버린 과거를 되돌릴 수 있을까?' 하는 고민을 하게 된다.

치매 치료를 위해 많은 연구자들이 끊임없는 노력을 하고 있다. 그러나 그에 비해 그 결과물들이 기대에 미치지 않을 때면 마치 큰 호수에 돌을 던져 메우는 듯한 그런 황망한 느낌이 종종 들 때가 있다.

다른 질환에 비해 치매와 파킨슨병은 고통의 총량이 깊고 커 우리의 삶을 완전히 황폐화시켜 버린다. 때문에 몇몇 글로벌한 큰 제약사에서 치매와 파킨슨병을 해결하기 위하여 수많은 시간과 비용을 투자하여 더러는 반짝 효과를 내는 치료제를 발견하기도 한다. 이런 소식들은 환자들에게 벅찬 희망을 안기기도 했지만 결국은 대부분 실패로 끝났었다.

발표 당시엔 의학계나 과학계에서 수용하고 인정한 그러한 약들이었지만 시간이 지나면서 떠받들던 이론들이 틀렸던 경우를 수없이 보아왔다. 많은 이들이 의학은 과학이라 말한다. 하지만 깊이 들여다보면 원래 의학은 과학이 아니라 과학적 방법론을 참고하는 기술적 영역이다.

환자 스스로가 치료할 수 있다.

최고의 의학 치료를 받고도 낫지 않는 환자가 있는 반면에 불치병에도 기적처럼 회복하는 환자도 분명히 존재한다. 인간에게는 상상을 뛰어넘는 자가 치유력이 있다. 우리가 앓고 있는 대부분의 질병의 증세는 주로 몸에 나타나지만 그 원인은 몸과 마음의 상호작용에 있다. 의사만이 아픈 사람을 치료한다고 생각하고 정작 환자 스스로 치료할 수 있다고는 생각하지 못한다. 들여다보면 고통의 원인도 '나'이고 치료의 주체도 분명 '나'인데 말이다.

우리는 부모로부터 물려받은 DNA를 바꿀 수는 없지만 마음의 힘으로 DNA가 표현되는 방식은 얼마든지 바꿀 수 있다. 마음이 무언가를 긍정적 혹은 부정적으로 해석하느냐에 따라 뇌가 뱉어내는 호르몬과 신경전달물질은 완전히 다르다. 병이 치유되느냐 되지 않느냐의 문제는 건강에 좋은 어떤 행위보다는 환자의 삶과 더 관련이 있다.

타인에게서 상처를 받거나 사랑하는 사람을 갑자기 잃거나 사무치게 외롭거나 누군가와 해로운 관계에 갇혀 있거나 어떤 원한이 깊거나 바람을 피우거나 일 때문에 영혼을 팔아 자존심이 무너지거나 등등, 이런저런 이유로 정신이 황폐한 상태에서 생기는 여러 병증의 해결은 전문가가 해결할 수 있는 영역이 아니다. 때문에 건강한 습관뿐만 아니라 생활 전체에서 철저한 자기관리가 필요한 것이다.

치료에는 의료적 처치 외에도 여러 가지 전방위적인 접근이 필요하다.

이 책을 위해 자료를 모으고 집필하는 과정에서 많은 것을 알게 되기도 했지만 여전히 부족한 게 많다. 그럼에도 분명하게 이야기할 수 있는 것은 이것이다. 내 안의 마음은 인생에서 일어나는 수많은 사건들을 해석하며 몸은 또 다른 방식으로 그것을 표현한다는 점이다.

다시 말해 우리 몸은 인생의 경험이 한데 어우러져 나타나는 결과물이라는 사실이다. 이 책은 치매와 파킨슨병으로 고통받는 많은 환자들의 수고에 조금이나마 도움이 되고자 알기 쉽게 쓰려고 노력

했다.

　병을 극복하고자 하는 멈추지 않는 의지와 노력, 좋은 담당 의사
와의 만남, 가족 간의 끈끈한 사랑 등이 병의 치료에 꼭 필요하다.
그렇다. 치료에는 일반적인 의료 행위 외에도 여러 가지 전방위적인
접근이 필요한 것이다. 극복함의 희열로 인생의 새로운 역사를 만들
어 보기를 기원해 본다.

여름과 가을의 어느 경계에서

강석만

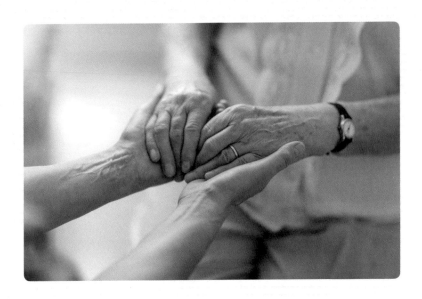

차 례

part ① 치매 – 알츠하이머 치매를 중심으로

Chapter 1 │ 알고 나면 두렵지 않은 치매의 정체

part ② 파킨슨병

Chapter 4 | 알고 나면 두렵지 않은 파킨슨병의 정체

Chapter 5 | 파킨슨병, 어떻게 치료하고 극복할 것인가

뇌의 여러 기능 중 기억 기능 하나만 나빠졌다면

이는 보통은 건망증이라 할 수가 있다.

그러나 다른 기능들, 예를 들어 언어 능력이나 실행력, 집중력,

계산력, 전두엽 기능 등이 함께 안 좋아질 때는 치매를 의심해 볼 수 있다.

즉, 단순 기억력의 문제는 건망증,

전반적인 기억 장애의 경우는 치매라고 이해하면 된다.

Part 1

치매

- 알츠하이머 치매를 중심으로

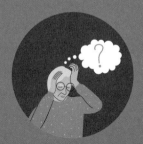

Chapter 1

알고 나면
두렵지 않은
치매의 정체

01

깜빡하고
잊어버리는 나의 뇌,
치매일까

　지인의 소개로 50대 A님이 급하게 한의원을 찾아왔다. 최근 들어 친구들과의 약속을 잊어버리거나 가스레인지 불을 켜놓은 것을 잊어버리는 일이 종종 생겨, 자신이 치매에 걸린 것은 아닐까 걱정하다 우리 한의원이 치매 전문이라고 소개를 받아 왔다는 것이다.

　치매(Dementia)는 '황혼의 동반자'라고도 불린다. 현재까지 치매를 예방하는 확실한 예방주사 같은 것은 없으며 치매는 한번 발병하면 현실적으로 멈추기가 어렵다. 치매는 간단하게 설명하면, 뇌 전체의 기능이 서서히 떨어지면서 결국에는 뇌 기능을 잃게 되는 질환이다. 일반적으로 기억력을 포함해서 언어 능력, 판단력, 방향 감각 등의 인지 기능이 떨어져 일상생활이나 사회생활에 큰 어려움을 초래하게 된다.

나이가 들면서 깜빡깜빡하면서 잊어버리거나 기억력이 나빠지게 되면 '혹시 이것이 치매 증상인가?' 하고 스스로 의심해 볼 때가 있다. 그런 증상들이 치매일까? 다음 내용을 보며 일반 건망증과 치매 증상으로서의 건망증에 대해 알아보자.

일반적인 기억력 저하

기억력은 나이가 들면 젊었을 때에 비해 다소 떨어지기 마련이다. 노인의 기억력 저하는 치매가 아니다. 뇌의 자연적인 노화 현상 때문에 생기는 것이다. 했던 일을 잊는 일이 많아져도 기억력 저하 증세가 점점 심해지지 않는다. 잊어버린 사실에 대해서 스스로 인지할 수 있다. 예를 들면 "어머니, 그저께 콩나물 사오셨잖아요." 하면 "아! 그래 맞아. 내가 시장에서 콩나물을 사왔었지." 하는 식이다. 그래서 나이가 들어 발생하는 일반적인 기억력 저하는 일상생활에 큰 지장을 초래하지 않는다.

치매의 기억력 저하

반면 치매는 일상생활에 지장을 주며 적절한 치료를 하지 않으면 기억력은 물론이고 뇌 기능과 나아가 신체 기능 모두가 나빠진다. 치매는 질병이며 그 원인은 뇌의 손상이다. 나이가 들어 생기는 기억력 저하와는 다르게 경험한 것 전체를 잊어버리고, 잊어버렸다는 것도 인지하지 못한다. 치매로 인한 기억 장애는 판단력과 사고력 등과 함께 나타난다. 즉 치매는 뇌에 병이 든 것이다. 그리고 두뇌 능력이 점점 나빠지다 상실된다고 할 수 있다.

정리하자면 뇌의 여러 기능 중 기억 기능 하나만 나빠졌다면 이는 보통은 건망증이라 할 수가 있다. 그러나 다른 기능들, 예를 들어 언어 능력이나 실행력, 집중력, 계산력, 전두엽 기능 등이 함께 안 좋아질 때는 치매를 의심해볼 수 있다. 즉, 단순 기억력의 문제는 건망증, 전반적인 기억 장애의 경우는 치매라고 이해하면 된다.

일반 기억력 저하	치매 기억력 저하
· 뇌의 노화가 원인이다. · 했던 일을 잊어버리나 자신이 잊어버렸다는 것을 기억할 수 있다. · 판단력, 사고력 등 다른 뇌의 기능에는 문제가 없다. · 일상생활에 지장이 없다. · 기억력 저하 증세가 악화되지 않는다.	· 뇌의 질병이나 손상이 원인이다. · 자신이 했던 일을 잊어버리고, 기억하지 못한다. · 다른 두뇌의 능력도 함께 떨어진다. · 일상생활에 지장이 발생한다. · 증세가 점점 악화된다.

〈도표 1〉 일반 기억력 저하와 치매 기억력 저하의 차이

치매 증상

치매를 정의하면 운전, 약 먹기, 전화하기, 요리하기, 금융 관리 같은 기본적인 일상생활에서 한 가지 이상 어려움을 겪는 상태를 말한다. 치매의 모든 단계에서 공통분모는 '불안'이다. 중년에 나타나는 불안, 우울, 고집, 슬픔, 공격성 증가와 같은 심리적 변화나 인지력 감퇴 등이 치매의 초기 신호라 할 수 있다.

원인 질환에 따라 증상은 다양하게 나타나며 경과도 다양하게 보인다. 알츠하이머 치매의 경우, 매우 서서히 발병하고 진행도 8~10년에 걸쳐서 된다. 초기에는 건망증 같은 가벼운 기억 장애와 불안증, 우울증을 보이고 점차 대화가 불가능해지고 신체적인 기능에 문제들도 나타난다. 말기가 되면 혼자 생활할 수 없을 정도로 심각한 증상들이 나타난다. 예를 들면 대소변 실금, 말썽, 망상 등이 있다.

치매를 발생시키는 요인들

치매를 발생시키는 1차적인 요인은 크게 네 가지로 나눌 수 있다. 첫째 뇌 위축성 변화로, 이 때문에 생기는 치매가 노년 치매(알츠하이머 치매)다. 둘째는 뇌혈관성 변화로 혈관성 치매를 발생시킨다. 셋째는 뇌척수액 순환 장애로 발생하는 정상압 수두증이다. 넷째는 기타 요인들로 뇌종양, 알코올 과다 섭취, 악성 빈혈, 경막하혈종 등도 치매의 요인이 된다.

치매를 발생시키는 2차 요인은 신체적·정신적·환경적인 부분에 있다. 이를 치매의 2차적인 원인이라 할 수 있다. 치매를 유발시키는 신체적 요인에는 빈혈, 발열, 청력 저하, 시력 저하, 영양 불균형 등이 있다. 정신적 요인에는 우울감, 불안감, 억울함, 심리적 방어 반응, 성격 등이 있다. 환경적 요인에는 가족과의 이별이나 사별, 퇴직, 인간관계, 경제 상황 등이 있다.

치매 발생의 1차적 요인

❶ 뇌 위축성 변화 : 노년 치매(알츠하이머 치매)

❷ 뇌혈관성 변화 : 혈관성 치매

❸ 뇌척수액 순환 장애 : 정상압 수두증

❹ 뇌종양, 알코올 과다 섭취, 악성 빈혈, 경막하 혈종 등 : 기타 요인 치매

치매 발생의 2차적 요인

❶ 신체적 요인 : 빈혈, 발열, 청력 저하, 시력 저하, 영양 불균형 등

❷ 정신적 요인 : 우울, 불안, 억울함, 심리적 방어 반응, 성격 등

❸ 환경적 요인 : 가족과의 이별이나 사별, 퇴직, 인간관계, 경제 상황 등

단순히 기억력에만 문제가 있는 게 아니라 건망증과 더불어 뇌 기능에 전반적으로 장애가 생겼다면 치매를 의심해야 한다.

02

치매에도
종류가 있다

교통사고로 머리를 다쳤을 때나 정신적으로 큰 쇼크를 받았을 때도 치매 증상을 일으키는 경우가 있다. 하지만 여기서는 노화에 의해서 진행되는 퇴행성 뇌 질환을 위주로 설명한다.

전체 치매 환자 중 퇴행성 변화에 의한 알츠하이머 치매가 전체의 약 70.5% 정도가 된다. 뇌혈관 질환으로 인한 혈관성 치매가 약 16.9% 정도 되고 나머지가 알코올성 치매(중독성 치매), 갑상선 기능 저하(대사성 질환), 수두증, 뇌막출혈(경막하 출혈), 매독 등으로 인한 치매이다.

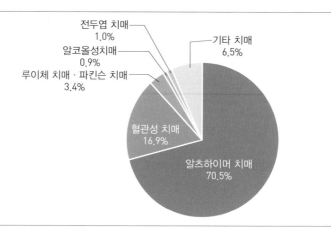

전두엽 치매
1.0%

알코올성치매
0.9%

루이체 치매 · 파킨슨 치매
3.4%

기타 치매
6.5%

혈관성 치매
16.9%

알츠하이머 치매
70.5%

〈그림 1〉 우리나라 치매 유형
우리나라의 경우 노화로 인한 알츠하이머 치매가 가장 높은 비율을 차지한다.
(자료 보건복지부, 2012년)

1. 알츠하이머 치매

노화로 인해 생기는 가장 많은 치매가 바로 알츠하이머 치매이다. 1906년 독일의 정신과 의사인 알로이스 알츠하이머에 의해 발견이 된 데서 병명이 유래되었다.

알츠하이머 치매는 뇌의 가운데 부분, 즉 해마라는 부위의 기능이 떨어지면서 기억력 손상이 먼저 나타난다. 병이 진행되면서 점점 뇌 앞부분으로 퍼지는데, 그러면서 결국 전두엽 기능 장애도 오게 된다. 비교적 빈도가 높은 종류의 치매다.

대부분의 노인성 치매가 여기에 속한다. 알츠하이머 치매의 전형적인 초기 증상은 단기 기억의 어려움이다. 여기서 시간이 더 경과

하면 심한 감정기복, 방향감각 상실, 언어장애가 나타난다. 그리고 목욕하고 옷 입는 것 같은 기본 기능도 어려워지고 말기에는 걷거나 삼키는 것조차 못하게 된다.

독일 의사 알츠하이머가 첫 보고

1907년 51세의 여성 환자가 남편의 손을 잡고 의사 알츠하이머를 찾아왔다. 그녀는 자신의 이름을 말하지 못했고 언어장애와 착어증 증세도 보였다. 기억력이 상당이 떨어져 있었고 시간과 장소, 상황이나 환경 따위를 올바로 인식하는 능력도 상당히 망가져 있었다. 이해력도 떨어졌고 망상 증세도 보였다.

처음 증상이 나타난 후 점차적으로 증상이 악화되어 의사를 찾아온 것인데 입원한 지 4년 후 사망했다. 그녀가 사망한 후 뇌를 부검해 본 결과 뇌가 심하게 위축되어 있었고 뇌피질의 세포도 심하게 소실되어 있는 등 뇌 자체가 손상되어 있었다.

알츠하이머 치매는 훨씬 더 오래전부터 있었을 것이다. 그러나 의사 알츠하이머가 이 환자를 첫 보고한 것이 의학적 최초 기술이고 이 때문에 알츠하이머의 이름을 따서 병명이 지어졌다.

2. 혈관성 치매

혈관성 치매는 혈액순환이 잘 안 되면서 뇌 기능이 조금씩 나빠져 생긴다. 뇌졸중을 겪은 다음에 나타나는 경우가 많다. 자신도 모르게 살짝 뇌졸중이 왔다 지나가는 것이 반복되어 오기도 한다. 인지, 기억, 사고력이 영향을 받으며 일상생활이 힘들어질 수 있다.

최근에는 예전에 비해 관리를 잘하기 때문에 혈관성 치매가 많이 줄어들었다. 하지만 작은 미세혈관들이 막혀 뇌 기능들이 떨어지는 치매는 조금씩 늘고 있다. 혈관성 치매는 생활습관 개선으로도 효과를 얻을 수 있다. 또한 '혈관성 인지 장애'라고 불리는 치매 전 단계에서의 치료 효과가 높다. 많은 인구가 이런 유형의 치매를 겪고 있으며 당뇨나 고지혈증, 고혈압이 있는 사람들이 특히 그렇다.

3. 루이체 치매

루이체 치매는 특이하게 기억력이 떨어질 뿐만 아니라 환시(아무 것도 없는데 이상하게 보인다든지), 환청(아무도 없거나 아무도 말하지 않았는데 사람 목소리가 들린다든지), 공간 지각력 저하와 같은 증상이 동반이 되고 파킨슨 증상들도 생긴다.

파킨슨병처럼 떨림증이 있기도 하고 몸이 뻣뻣해지고 걸음걸이가 불편해지는 증상이 함께 생겨 파킨슨병으로 착각할 수도 있다. 또한 환시나 환청 대문에 정신병적인 증상으로 오해할 수도 있다. 잘 알려져 있지는 않지만 치매환자 중에 꽤 있는 편이다. 이 경우에는 치료가 다른 종류의 치매보다는 조심스럽고 어렵게 진행되어야 한다. 영화배우 로빈 윌리엄스가 사망하기 전 루이체 치매를 겪었다고 한다.

4. 전두측두엽 치매

전두측두엽 치매는 뇌의 가운데 부분인 해마의 기능이 떨어지는 알츠하이머 치매와는 달리 뇌의 앞부분, 즉 전두엽 부분부터 기능을 잃어간다. 알츠하이머 치매처럼 기억력 장애가 눈에 띄게 드러나지 않음에도 불구하고 뇌의 전두엽 기능이 안 좋아지다 보니 주의집중력이 떨어지고 참을성이 없어진다. 행동이 급해지거나 불필요한 행동을 자꾸 반복하는 특징이 나타난다. 또한 화를 잘 내는 등 성격 변화가 생긴다.

루게릭병과의 관련성

전두측두엽 치매는 근위축성 측색 경화증(루게릭병)과 관련이 있다. 루게릭병 환자의 50%가 전두측두엽 관련 행동 변화를 겪으며 10%가 전두측두엽 치매로 이행한다. 전두측두엽 치매에 걸리면 반사회적 행동을 보이고 감정을 통제하기 힘들며 언어능력을 잃어버리기도 하는 등 증상이 복잡하고 심각해진다.

발병 시기가 이르고 진행이 빠르다.

전두측두엽 치매는 알츠하이머 치매보다 진행이 빠르고 발병 시점도 다르다. 알츠하이머 치매는 증상이 나타나 진단받는 시점이 보통 75~80세 정도라면, 전두측두엽 치매는 45~65세에 증상이 나타나며 평균 58세 즈음에 진단을 받는다. 전두측두엽 치매로 진단받은 환자는 보통 평균 10년 뒤에 사망한다.

5. 파킨슨 치매

치매와 파킨슨병의 차이는 파킨슨병의 경우 뇌의 특정 부위에 문제가 생겨 발생하는 증상이고 치매는 뇌 전체의 문제로 생기는 질병이다. 따라서 파킨슨이 심해지면 결국 치매로 이어진다. 즉 파킨슨병 환자 중 상당수가 치매에 걸린다. 이 두 가지 신경퇴행성 질환 사이의 연관성을 조사한 연구가 여러 개 있으며, 연구에 의하면 파킨슨병 환자의 48%가 15년 후 치매 진단을 받는다고 한다. 또 파킨슨병 환자가 치매에 걸릴 위험이 6배나 높다고도 한다. 파킨슨병을 30년간 앓은 권투선수 무하마드 알리 역시 나중에 치매로 고통받았다. 치매와 파킨슨병 모두 뇌혈관 건강을 관리하는 것이 최대 관건이다. 또한 파킨슨병이 걸리는 원인은 유전적인 경우도 있지만 대부분 노화로 발병하기 때문에 몸의 노화를 막기 위해 노력하는 것도 필요하다.

파트 2에서 파킨슨병에 대해 다루고 있다.

6. 정상뇌압수두증 치매

뇌실에 지나치게 많은 뇌척수액이 생겨 발생하는 치매로 상당 부분 회복이 가능하다. 뇌척수액이 뇌실 벽을 밀면서 요실금, 균형감 상실, 인지력 저하가 발생한다. 진단을 위해 긴 바늘 모양의 요추천 자가 사용되는데 뇌척수액을 상당량(40~60cc) 배출시키면 걸음걸이, 균형감, 인지력이 개선된다. 뇌에 영구 손상이 발생하기 이전에 조치를 취해야만 하므로 이 형태의 치매는 조기 발견이 중요하다.

알츠하이머 치매	대표적인 노인성 치매로 초기 증상은 단기 기억의 어려움이다. 점점 심한 감정기복, 방향감각 상실, 언어장애가 나타난다.
혈관성 치매	혈관성 치매는 생활습관 개선으로도 효과를 얻을 수 있다.
루이체 치매	기억력 저하뿐만 아니라 환시와 환청이 생긴다. 파킨슨병과 유사한 증상을 보여 파킨슨병으로 오해할 수도 있어 주의해야 한다.
전두측두엽 치매	발명 시기가 이르고 진행이 빠른 편이며, 루게릭병과 관련성이 있다. 전두엽 기능이 떨어져 주의집중력이 저하된다. 참을성이 없어지고 행동이 급해지며 화를 잘 내는 등 성격 변화가 생긴다.
파킨슨 치매	파킨슨병 환자의 치매 위험은 6배가 높으며, 48%가 15년 후 치매 진단을 받는다고 한다.
정상뇌압 수두증 치매	뇌척수액이 뇌실 벽을 밀면서 치매 증상이 발생하며 뇌척수액을 배출시키면 증상이 개선된다.

〈도표 2〉 치매 종류와 특징

노화에 의한 퇴행성 치매인 알츠하이머 치매가 치매 환자 전체의 약 70.5%로 가장 많다. 다음으로는 뇌혈관 질환으로 인한 혈관성 치매가 약 16.9% 정도 된다.

03

치매 전 나타나는
징후들

치매의 가장 주된 증상은 기억력 장애이다. 발병 초기에는 최근 것을 기억하지 못하다가 진행이 될수록 오래전 일까지 까맣게 잊게 된다. 가벼운 경우는 일상생활을 하는 데 별 지장이 없지만 진행이 될수록 기억력, 판단력, 이해력이 줄면서 심해지면 정신 기능이 유아 수준으로 뚝 떨어진다. 이 수준에 이르면 환자 자신도 매우 힘들지만(어떤 경우는 환자 스스로 못 느낄 수도 있다) 가족들의 고통은 이루 말로 표현할 수 없을 정도가 된다.

원인에 따라 갑자기 혹은 서서히 발병하기도 하지만 치매 증상을 방치하면 2~3년 만에 말기적 증세로 진행될 수 있다. 따라서 일상생활에서 발생하는 기억력 감퇴, 집중력 저하 등은 초기 치매 증상일 수도 있으므로 무심히 지나쳐서는 안 된다. 또한 치료를 적극적으로 하여야 한다.

치매 징후 체크 리스트

다음 증상들은 치매 전 징후의 대표적인 것들이다. 아래 증상을 하나라도 겪었거나 겪고 있다면 더욱 자신의 뇌 건강 상태를 면밀하게 주시해야 한다.

❶ 인지 기능 저하로 큰 폭의 감정 변화(우울증, 불안증, 분노 등)가 잦다.

❷ 어떤 단어나 용어들이 잘 떠오르지 않는다.

❸ 단기 기억상실을 경험했다.

❹ 글로 표현하기가 쉽지 않다.

❺ 일상의 업무 수행이 조금 어렵게 느껴진다.

❻ 매사에 무기력하다.

❼ 장소 인식이 어렵다.

❽ 시간 감각에 이상을 느낀다.

혈액순환, 산소 공급으로 치매 예방

일상생활에서는 치매를 예방하기 위해서는 몸을 자주 움직여주는 것이 좋다. 왜냐하면 같은 자세로 오래 있게 되면 몸에 피로물질이 쉽게 정체가 되기 때문에 자주 자극을 주어 혈액순환을 원활히 하고 몸 구석구석에 신선한 산소가 공급될 수 있도록 도와주는 것이 좋다.

신진대사의 활발한 작용으로 뇌에 깨끗한 피와 산소공급이 제대로 되면 뇌 안의 불필요한 찌꺼기와 염증들이 소실되어 뇌의 기능을 차츰 회복시키게 되는 것이다.

또한 치매에 도움을 주는 음식으로 평소 관리를 하게 되면 큰 도움이 된다.

8 한 번 더 알아두기

일상생활에서 발생하는 기억력 감퇴, 집중력 저하 등은 초기 치매 증상일 수도 있다. 따라서 무심히 지나쳐서는 안 된다.

치매 치료의
최선은
'빨리 발견하기'

일반적으로 치매라 함은 후천적 뇌 손상으로 인하여 기억력을 포함한 언어능력, 방향감각, 판단력 등의 인지 기능이 저하되어 일상생활이나 사회생활에 어려움을 초래하는 병이다. 그 증상 때문에 본인뿐만 아니라 가족들에게 큰 피해를 주는 병이기도 하다. 최근에 치매의 심각성이 언론에 자주 보도되면서 노인들 사이에서는 '암이나 중풍보다 치매가 더 두렵다'는 이야기를 많이 한다.

치매의 임상적 원인이 뇌 부위에 독성 단백질인 베타아밀로이드가 쌓이면서 신경세포를 파괴하여 생긴 2차적인 병리기전으로 밝혀지면서 원인이 되는 베타아밀로이드를 제거하는 데는 성공하였다.

그러나 독성 물질이 쌓이는 과정에서 이미 뇌세포가 파괴되었기 때문에 독소를 없애더라도 효과가 전혀 없다는 데 문제가 있다. 때문에 치매 치료의 최선의 대책은 조기 발견과 예방에 있다.

조기 발견이 치매 치료의 관건

일단 손상된 뇌세포는 재생이 안 되며 병이 진행되고 치료를 시작하면 그 치료 효과는 반감이 된다. 때문에 증세가 분명해지기 전에 조기 발견이 치매 치료의 관건이 될 수밖에 없다.

치매에 이르기까지의 원리와 메커니즘을 설명하는 이론과 관점은 많다. 하지만 이런 이론들은 연극에 비유하자면 몇 개의 중간 장면을 보여줄 뿐이지 주제와 전체 줄거리를 모두 전해 준다고 할 수는 없다. 왜냐하면 사람의 생명과 몸은 헤아릴 수 없을 만큼 많은 요인이 복합적으로 작용하는 것이라서 몇 개의 차원이나 관점만으로 전체를 이해할 수는 없기 때문이다.

치매 치료 시기도 중요하다.

경도 인지 장애가 시작되면 치매로 진행되기 때문에 이때부터 본격적인 치료가 필요하다. 치료를 하지 않을 경우 시간이 지날수록 점차로 회복 불능이 된다. 초기에 치료를 시작하면 어느 정도 인지 기능이 회복 되어 이를 유지할 수 있다. 하지만 중간에 치료를 중단하게 되면 급격히 악화가 된다.

일단 손상된 뇌세포는 재생이 안 되고 진행이 되며 치료를 시작하면 그 치료 효과는 반감이 된다. 때문에 증세가 분명해지기 전에 조기 발견이 치매 치료의 관건이다. 만약 치매가 왔을 때 어떤 일을 할 수 없음에 슬퍼할 일이 아니라 어떤 것을 할 수 있다는 데 집중하는 것이 좋다.

치매를 유발하는 유해 요소들

치매의 발병과 악화에 영향을 끼치는 유해 요소들이 있다. 첫째 과도한 스트레스다. 스트레스를 피하고 마음을 편안히 해야 한다. 둘째 고혈압, 당뇨, 고지혈증, 심장병, 음주, 비만, 흡연이다. 이것들은 치매 위험 인자가 될 수 있으므로 일상생활에서 반드시 관리해야 한다. 셋째 불필요한 화학적 약물의 오남용이다. 넷째 패스트푸드 등 건강하지 못한 음식이다. 다양하고 신선한 음식을 골고루 먹는 식습관을 유지해야 한다. 다섯째 육체적·정신적 활동을 적절하게 하도록 한다. 집에서만 머무르거나 침대에서 주로 생활하는 태도는 치매를 유발하는 생활 태도다. 규칙적인 운동과 두뇌에 신선한 자극을 주는 적극적 생활의 자세를 가져야 한다.

다음 목록으로 생활습관을 관리해 보도록 하자.

치매 유발 유해 요소를 생활 속에서 관리하자.

❶ 혈관성 위험인자를 미리 관리한다(고혈압, 당뇨, 고지혈증, 심장병, 흡연, 음주, 비만 등).

❷ 불필요한 화학적 약물을 오남용하지 않는다.

❸ 뇌 인지 기능에 영향을 줄 수 있는 약물을 함부로 복용하지 않는다(예를 들면 타미플루 등의 감기약이나 멀미약 등).

❹ 과도한 스트레스를 피하고 마음을 편하게 한다.

❺ 머리를 자주 쓰고 적극적인 생활의 자세를 갖는다.

❻ 규칙적인 운동을 한다.

❼ 생선과 과일 등 음식을 골고루 먹는 습관을 갖는다.

🗄 한 번 더 알아두기

집에서만 머무르거나 침대에서 주로 생활하는 태도는 치매를 유발하는 생활 태도다. 규칙적인 운동과 두뇌에 신선한 자극을 주는 적극적 생활의 자세를 가져야 한다.

치매 치료의
시작은
'예방하기'

모든 질병에서 가장 좋은 치료법은 예방이다. 이는 치매에서도 예외가 아니다. 뇌세포는 일단 손상되면 재생이 되지 않으므로 치매는 예방이 더욱 중요하다.

그러나 치매만을 특정해서 예방하는 방법은 아직까지 존재하지 않는다. 다만 다른 병을 예방하는 일반적인 방법, 즉 좋은 음식을 골고루 먹고 규칙적인 숙면을 취하고 밝고 긍정적인 마음으로 일상생활을 하는 것이 치매 예방에 있어서도 가장 기본이 된다.

여기에 치매의 발병 위험성을 높일 수 있는 인자들을 미리 조절하는 것도 포함해야 할 것이다. 건강을 키우고 보호하는 방법을 생활 속에서 실천하면 신체적 건강과 정신적 건강, 두뇌의 건강이 모두 이루어진다.

정말 고스톱이 치매 예방에 도움이 될까

'고스톱 치는 것이 치매 예방이 된다'는 이야기를 들어본 적이 있을 것이다. 의학적인 근거를 찾기는 어렵지만 어떤 면에서는 타당한 면도 있는 주장이다. 고스톱을 하려면 화투 패의 의미와 게임 규칙을 익혀야 한다. 그리고 점수를 계산해야 한다. 상대가 어떤 패를 가지고 있는지, 어떤 전략을 쓸지에 대해 생각해야 한다. 고스톱을 하면서 두뇌를 열심히 쓰게 되는 셈이다. 또한 얇은 화투를 부채 모양으로 펼쳐 잡거나 집어 올리거나 해야 하는 등의 손동작이 많다. 사람들과 어울려서 쳐야 하고 대화를 나누게 된다. 점수를 따고 잃기 때문에 승부욕과 활력을 갖게 된다. 즉 고스톱을 치는 동안 머리를 쓰고 대화를 나누는 두뇌 활동과 활발한 손동작 등이 이루어진다. 이 때문에 고스톱이 치매 예방에 효과가 있다는 이야기가 나오는 것이다.

퍼즐 맞추기나 공예 등의 만들기 취미 활동을 하며 머리와 손을 쓰는 일, 금주와 금연, 운동과 사람들과 어울리는 활동 등은 치매를 예방하는 대표적인 활동이며 노인성 치매임상연구센터에서도 권하는 방법들이다.

다음 치매 예방법을 살펴보고 생활에서 실천해 보도록 하자.

치매 예방 습관 ❶
손과 입 움직이기

손동작을 하고 입을 쓰는 것은 뇌를 자극하는 가장 효율적인 방법이다. 음식을 만드는 것, 타자를 치는 것, 빨래를 개는 것, 음식을 꼭꼭 씹는 것, 대화 나누는 것 등이 손동작과 입 활동에 들어간다.

치매 예방 습관 ❷
머리 쓰기

두뇌활동을 활발히 하면 치매 발병과 진행을 늦춘다. 또한 증상을 호전시킨다. 게임이나 독서, 퍼즐 맞추기 등의 활동, 도면을 보고 무언가를 만드는 것, 기억하고 배우는 것이 여기에 속한다.

치매 예방 습관 ❸
금연하기

만병의 근원으로 꼽히며 백해무익의 대명사인 흡연은 치매에도 매우 나쁜 영향을 미친다. 뇌 건강에 해롭기 때문에 담배를 피우면 치매에 걸릴 위험이 안 피우는 경우에 비해 1.5배나 높아진다.

치매 예방 습관 ❹
과도한 음주 피하기

'술을 고주망태로 마시고 필름이 끊겼다'는 이야기를 들어본 적이 있을 것이다. 과도한 음주로 단기 기억 상실이 일어난 것이다. 이렇 듯 과도한 음주는 뇌세포를 파괴시킨다. 과도한 음주는 고혈압과 당뇨병 등의 발생 위험을 높이는데 이는 치매의 원인이 된다.

치매 예방 습관 ❺
건강한 식습관 갖기

최근 빠르게 끼니를 해결할 수 있고 먹고 치우기 편하다는 이유로 패스트푸드와 배달 음식을 먹는 일이 많이 늘어나고 있다. 그러나 패스트푸드와 배달음식은 짜고 매운 경우가 많다. 이렇게 자극적인 음식은 고혈압과 당뇨병 등의 발생 위험을 높인다. 앞서도 말했지만 고혈압과 당뇨병은 치매의 원인이다.

영양가 있는 재료로 싱겁게 만든 음식을 정해진 시간에 먹는 식습관을 가지는 것도 뇌 건강에 필요하다. 신선한 채소와 과일, 견과류는 뇌 기능에 좋으므로 적당히 섭취하도록 하자.

치매 예방 습관 ❻

운동하기

운동을 통해 전신이 자극되면 뇌의 혈류도 좋아지고 기분 전환도 되어 뇌 건강에 도움이 된다. 적절한 운동은 신체적 건강뿐만 아니라 정신적 건강에도 좋다. 운동은 각종 성인병과 치매 증상을 호전시킨다. 일주일에 4회 이상, 30분이 넘게 땀이 날 정도로 운동을 하자.

치매 예방 습관 ❼

사람들과 어울리기

우울증은 치매 위험을 3배나 높인다. 사람들과 지속적으로 관계를 맺고 어울리는 활동은 우울증과 외로움을 막는 데 가장 좋은 방법이다. 집에 혼자 있지 말고 밖으로 나가 취미나 봉사 활동, 지역 모임 등에 적극적으로 참여하고 사람들과 어울리도록 하자.

치매 예방 습관 ❽

치매가 의심되면 병원 가기

치매는 노년이 되면 누구나 겪을 수 있는 것이라고 오해하는 경우가 있다. 그러나 치매는 의료적인 치료가 필요한 질환이다. 60세 이상이라면 보건소에서 치매 조기검진을 무료로 받을 수 있다. 치매가 의심되면 가까운 병원 등을 찾아 상담을 받자.

치매 예방 습관 ❾
가능한 빨리 치료 시작하기

어떤 병이든 빠르게 진단받고 치료를 시작하면 그 효과가 더욱 좋다. 치매도 마찬가지다. 가능한 빨리 발견하여 치료하는 것이 중요하다. 초기에 빨리 치료를 시작하면 치료 가능성이 높고 중증으로 진행되는 것을 방지할 수 있다.

치매 예방 습관 ❿
꾸준하게 치료하고 관리하기

치료를 한다고 금방 효과가 눈에 띄지 않을 수도 있다. 그렇다고 하더라도 꾸준하고 성실하게 적극적인 자세로 치료에 임하고 생활을 관리하는 것이 중요하다. 어떤 병이든 치료 과정은 쉽지 않다. 과정이 쉽지 않다고 병을 방치하면 돌이킬 수 없는 지경에 이르러 본인은 물론이고 가족과 주변 사람들까지 힘들게 할 수 있다.

치매 예방 습관 10가지

❶ 손과 입을 활발하게 움직이기

❷ 머리를 쓰기

❸ 금연하기

❹ 과도한 음주를 피하기

❺ 건강한 식습관 갖기

❻ 운동하기

❼ 사람들과 어울리기

❽ 치매가 의심되면 빨리 병원에 가기

❾ 치료를 가능한 빨리 시작하기

❿ 적극적인 자세로 꾸준하게 치료하고 관리하기

🅱 한 번 더 알아두기

손상된 뇌세포는 재생이 안 된다. 따라서 치매 증세가 분명해지기 전에 조기 발견이 치매 치료의 관건이다.

치매 진단은
어떻게
이뤄지나

치매를 진단할 때 가장 중요한 점은 크게 두 가지이다. 바로 기억력과 다른 인지 능력에 얼마나 많은 문제가 있는지를 살피는 것이다. 앞서도 이야기했지만 단순히 기억력이 나빠진 것만으로는 치매라고 단정할 수 없다. 다음은 치매 검사에서 중요하게 다뤄지는 항목이다. 신경·심리 검사 결과를 종합하여 현재 겪고 있는 인지장애 상태가 치매인지 아닌지를 판단한다.

1. 기억력

어떤 단어나 사진을 보여주면서 시간이 지난 다음 얼마나 기억하고 있는지, 얼마나 회상할 수 있는지를 평가한다.

2. 집중력

여러 단어를 불러주고 그 단어를 바로 회상해서 이야기를 할 수 있는지를 알아본다. 바로 회상해서 이야기하는 것은 기억력이기보다는 집중했을 때 더 잘할 수 있기 때문이다.

3. 계산능력

단순한 산수 능력을 검사한다. 원래 산수를 잘하지 못한다면 계산 능력 검사 자체가 스트레스가 될 수 있다. 그러나 계산 오류나 실수 때문에 뇌 기능에 이상이 있다고 판단하지 않는다. 따라서 편안하게 검사를 받게 하면 적절한 결과를 얻을 수 있다.

4. 언어능력

여러 가지 사물을 보여주고 이름을 얼마나 빨리 잘 말할 수 있는지를 본다.

5. 전두엽 기능 검사

전두엽은 뇌에서 지휘자 역할을 하는 부위이다. 복잡한 것을 순서대로 조리 있게 잘 처리하는지, 변화하는 상황에 맞춰 융통성 있게 대처를 하는지, 자극이 있을 때 다른 자극을 억제하고 중요한 것에 집중하는지 등이 전두엽과 연관이 있다. 전두엽 기능 검사에서는 이런 사항을 검사한다.

⊞ 한 번 더 알아두기

- 치매는 기억력뿐만 아니라 여러 인지 능력을 검사한 결과를 종합하여 판단한다.
- 뇌의 지휘자 역할을 하는 전두엽은 운동 중추 등이 있으며 전두엽에서는 판단 등의 기능이 이뤄진다.

뇌 영상 검사로
무엇을
알 수 있나

치매를 일으키는 원인이 무엇인지, 치매를 일으키는 질병이 무엇인지 등을 좀 더 정확히 알기 위해서 추가적으로 뇌 영상 검사가 이뤄진다.

1. CT와 MRI

CT(Computed Tomography, 컴퓨터 단층 촬영)와 MRI(Magnetic Resonance Imaging, 자기공명영상법)는 뇌의 형체에 이상이 있는지를 보는 검사다. 즉 뇌 구조를 보는 것이다. 촬영을 통해 뇌종양이 있어 치매 증상이 나타난 것은 아닌지, 작은 혈관이 막혀서 증상 없이 지나간 뇌졸중이나 뇌출혈로 인해 고인 피 때문에 문제 증상이 발생한 것은 아닌지를 판단한다. 또 뇌에 물이 차서 압력을 가해 인지 기능이 떨어진 것은 아닌지 등도 볼 수 있다.

영상을 판독해 앞서 열거한 이유가 아니라면 치매를 일으킨 다른 특정 질환은 없다고 할 수 있다. 이런 이유가 아니라면 퇴행성 치매라고 불리는 여러 질환 중에 하나가 아닐까 하는 의심을 하게 된다. 이때 가장 중요하게 보는 뇌 부위가 해마다. 해마는 뇌 가운데 위치하고 해마처럼 생긴 부위로, 기억과 감정 기능과 관계가 있으며 특히 단기 기억에 관여한다. 즉 컴퓨터로 치면 'Crtl + S'나 'Alt + S' 키처럼 '지금 보고 들은 정보를 뇌에 저장하라'고 명령을 내리는 기능을 하는 것이다. 그래서 해마 기능이 떨어지면 최근에 보고 들었던 내용이 뇌에 접수가 되질 않는다.

말하자면 컴퓨터에서 여러 작업을 한 다음에 저장 명령을 내리지 않고 컴퓨터를 끄게 되면 모두 날아가는 것처럼 해마가 손상이 되었을 때는 우리가 멀쩡하게 대화도 잘 나눴지만 나중에 그 정보들이 사라져 문제가 된다. 그래서 MRI를 찍어 해마 크기가 어떤지를 살피는 것이다. MRI로 치매 환자의 해마 부위를 보면 사이즈가 점점 위축이 되는 것을 확인할 수 있다.

2. PET

MRI보다 더 깊은 검사로는 양전자 방출 검사라 불리는 PET (Positron Emission Tomography, 양전자 단층촬영) 검사가 있다. PET는 뇌의 구조를 보는 것이 아니라 뇌의 기능을 보는 검사라 할 수 있다. 뇌가 기능을 잘하고 있는지, 뇌의 영역별 활동(기능)이 어떤지를 뇌영상으로 보는 검사다.

전두엽 기능이 좋은지, 해마의 기능은 어떤지 등을 눈으로 볼 수 있고 그 양상에 따라서 현재 치매를 일으키는 문제가 뭔지를 보게 된다. 조영제 주사 후 아밀로이드 PET검사를 하게 되면 아밀로이드가 쌓인 게 빨갛게 보인다. 이외에도 아밀로이드라는 독성 물질이 얼마나 쌓여 있는지를 보는 검사도 일부 대학병원에서 볼 수가 있다.

B 한 번 더 알아두기

영상 판독으로 특정 질환에 의한 치매가 아닐 경우 퇴행성 치매로 볼 수 있으며, 이때 가장 중요하게 보는 뇌 부위가 해마다. 해마는 기억과 감정 기능과 관계가 있으며 특히 단기 기억에 관여한다.

Chapter 2

치매,
어떻게 치료하고
극복할 것인가

01

치매의 7단계,
어떻게
진행되나

고령화 사회로 급속히 진행되는 속도만큼 치매 환자도 급격히 늘어나고 있고, 자신이나 가족이 치매에 걸릴까 봐 걱정하는 사람들도 늘어나고 있다. 이는 치매와 뇌 건강 클리닉을 운영하면서 현장에서 더욱 절실하게 실감하고 있다. 치매도 다른 질병들과 마찬가지로 병증이 진행되며 그 단계는 7단계로 나눠볼 수 있다. 각 단계의 증상들이나 병증 기간이 절대적인 것은 아니다. 환자마다 다른 속도로 진행을 보이기도 한다. 초기의 매우 경미한 인지 능력 저하를 1단계로 하여 환자 스스로 거동하지 못하고 먹지 못하고 감정 변화를 느끼지 않는 마지막 단계를 7단계로 병증이 어떻게 진행되어 변하는

지를 설명하기 위해 구분한 것이다.

치매 1단계
증상 발현 전

1단계는 일상생활에서 가끔씩 깜빡하는 증상을 보인다. 본격적인 증상 발현 전으로 20년이나 그 이상 증상이 지속될 수 있다. 생활하는 데는 별다른 무리가 없다.

치매 2단계
매우 가벼운 인지력 감퇴

2단계는 매우 경미한 인지력 감퇴를 보인다. 일상적인 활동에 무리는 없으나 이따금 건망증을 겪는다. 주변 사람들도 알 수 있는 정도의 건망증이다. 이 역시 20년 동안 지속될 수 있다.

치매 3단계
가벼운 인지력 감퇴와 불안감

3단계는 2단계와 마찬가지로 일상 활동이 가능하다. 그러나 경도 인지 장애를 겪는다. 다른 사람들이 알 정도의 건망증과 스스로 불안감을 느끼기 때문에 일에 지장을 받기도 한다. 이런 증상은 1~3년간 지속될 수 있다.

치매 4단계

중등도 인지 장애, 공식 진단 시기

4단계는 경도 인지 장애에서 중등도 인지 장애로 진행되는 단계이다. 이 시기 보통 공식 치매 진단이 내려진다. 운전이나 돈 관리에 어려움을 느끼는 등 일상 활동에도 불편함이 생긴다. 불안감을 느끼고 공격적일 수 있으며 사람을 피하게 된다. 4단계는 2~3년 또는 그 이상 지속될 수 있다.

치매 5단계

중등도 치매 인지력 감퇴

5단계는 중등도 치매에서 중증 치매로 진행되는 단계다. 이 단계에 이르면 운전이 불가능해지고 돈 관리도 어렵다. 개인위생 관리도 힘들어진다. 역시 불안감, 공격성, 대인 기피 등의 정서적 증상을 겪는다. 나아가 주소나 각종 번호를 까먹는 등의 정신 혼란이 나타난다. 5단계는 1년 반~2년 또는 그 이상 지속될 수 있다.

치매 6단계

중증 치매 상태

6단계는 중증 치매 단계이다. 일상 활동이 불가능해져 전문적인 돌봄이 필요하다. 성격도 변한다. 공격성을 보이거나 반응 없이 침

묵한다. 종종 가까운 가족을 알아보지 못하며, 한 간병인에게 전적으로 매달리기도 한다. 수면 주기가 심하게 불규칙해진다. 6단계는 2~2.5년간 지속될 수 있다.

치매 7단계
매우 심한 상태

7단계는 치매의 마지막 단계다. 모든 일상 활동에 도움을 받아야 한다. 걷기를 힘들어하고 흔히 먹는 것을 거부한다. 말을 거의 하지 못한다. 무반응 상태가 될 수 있다. 불안감은 덜 느낀다. 대개 대소변을 가리지 못한다. 7단계는 1~2년간 지속될 수 있다.

치매 단계	대표 증상	기간
1단계	· 가끔씩 깜빡하는 증상	20년 또는 그 이상
2단계	· 주변에서 알아차릴 정도의 건망증	20년
3단계	· 가벼운 인지 장애, 건망증 · 불안감을 느끼며 일에 지장을 받음	1~3년
4단계	· 공식 치매 진단이 내려지는 단계 · 일상 활동에 다소 어려움을 느낌 · 불안감과 공격성, 대인 기피	2~3년 또는 그 이상
5단계	· 중증 치매로 진행되는 단계 · 일상 활동이 더욱 어려워짐 · 정신 혼란이 생기고, 개인위생 관리 어려움	1년 반~2년 또는 그 이상

6단계	· 중증 치매 단계 · 일상 활동 불가능해지고 수면 불규칙해짐 · 성격이 변하고 가족을 알아보지 못함 · 한 간병인에게 전적으로 매달림	2~2.5년
7단계	· 모든 일상 활동에 도움을 받아야 함 · 무반응 상태를 보임 · 말을 하지 못하고 불안감은 덜 느낌 · 대개 대소변을 가리지 못한다.	1~2년

〈도표 3〉 치매 7단계

B 한 번 더 알아두기

4단계에 이르면 공식적으로 치매 진단을 받으며 일상 활동에 어려움을 느낀다. 또한 공격성과 대인 기피 등의 정서적 특성도 두드러지게 된다.

약으로
치매를
치료할 수 있을까

바이오젠, 로슈 등을 비롯한 대형 글로벌 제약사들이 알츠하이머 치매를 해결하기 위해 수십 년간 천문학적인 비용을 투자하며 연구에 매진하고 있다. 안타깝지만 현재까지는 주목할 만한 성과를 내지 못하고 있다.

아밀로이드 단백질 독소가 쌓여 신경섬유를 뭉치게 만들면 결과적으로 신경세포가 죽고 뇌혈관도 손상된다. 때문에 뭉친 플라크를 제거하는 연구에 집중하였고 이 단백질 독소를 제거하는 데 성공을 한 것이 바이오젠의 아두카누맙이다. 그러나 아두카누맙은 베타 단백질 플라크를 효과적으로 없애기는 하지만 부작용 문제를 풀지 못하고 있다. 또한 임상에서 효능을 나타내는 최소한의 농도가 약물 안전성이 보장되는 농도의 기준을 넘어 버린다는 문제점도 있다.

아밀로이드 베타 단백질을 없앴지만 증상을 완화시키지 못했던 것은 어쩌면 아밀로이드 베타 단백질에 집중했기 때문일는지도 모른다. 경증 알츠하이머병 환자의 뇌조직만 해도 이미 매우 복잡한 상태로 망가져 있는 상태이며 이외에도 아밀로이드 베타 단백질, 타우 단백질 등 여러 병리 단백질이 뒤섞여 있고, 혈뇌장벽이 무너져 염증 반응도 일어나고, 신경세포 찌꺼기 역시 뇌 림프계의 기능 약화로 쌓여 있음을 알 수 있다. 때문에 치매는 전방위적이면서 이 모든 열악한 환경을 복합적으로 다루어야만 유의미한 치료제 개발로 이어질 수 있을 것으로 본다.

치매약의 종류

현재 사용되는 치매약은 그 종류가 많지만 크게 두 가지로 나눌 수 있다. 첫째 뇌 속에 콜린을 높여 주는 아세틸콜린 분해 효소 억제제와 둘째 잡음을 줄여 주는 NMDA 수용체 길항제이다.

콜린은 집중력과 기억력을 좋게 하고 뇌세포를 건강하게 만든다. 노화에 의해서 뇌세포가 죽어가는 것을 막아주기 때문에 콜린을 높이는 약물들이 가장 흔하다.

이에 비하여 머릿속에서 지지직거리는 잡음을 낮춰줌으로써 기억을 더 명료하게 하고 뇌세포가 독성에 의해서 죽어가는 것을 막아 주는 효능이 있는 약들이 있다. 뇌의 신경세포는 모두 전기적 신호를 통해서 신호를 주고받는데 치매가 있으면 뇌가 그 기능을 잘못할 뿐만 아니라 불필요한 어떤 전기 신호들이 생긴다. 예를 들면 시끄러운 공간에서 친구와 내일 6시에 만나자고 저녁 약속을 할 때 소음 탓에 내일 5시인지 8시인지 비슷한 소리가 들리는 상황에서 내일 6시라는 약속을 들었다면 기억이 잘 나질 않는다. 근데 조용한 방에서 내일 6시에 만나자고 하면 기억이 잘 난다. 어떤 정보가 뇌에 들어왔을 때 지지직거리는 잡음이 없는 조용한 상태에서는 더 잘 기억하게 된다는 말이다.

치매약의 부작용

치매에 활용하는 이런 약들은 뇌세포를 보호해 주고 건강하게 만드는 부차적인 효능이 있어 복용을 하게 되면 치매가 지연이 되고 좀 더 건강한 상태로 오래 지낼 수 있도록 도움은 되지만 아울러 가장 흔히 나타나는 메슥거림, 구토, 설사 등의 흔한 부작용도 발생한다.

왜 그런 부작용이 발생하느냐면 가장 흔한 치매약이 콜린을 높인다고 했는데 우리 장에는 신경들이 무수히 많다. 콜린이 높아지게 되면 뇌에 있는 신경세포들은 기억력과 집중력이 상승하겠지만 장에 있는 신경세포들은 불필요한 움직임이 증가해 설사를 유발하고 위장에 있는 신경세포들은 불필요한 수축이 증가해서 구토를 유발시키게 된다. 실제로 평소 위장의 기능에 문제가 없더라도 메슥거리는 느낌이 온다.

또 하나의 부작용은 심장박동이 느려진다는 점이다. 가끔 집중력을 위해 콜린을 높이는 약을 복용하면 안 되느냐고 묻기도 하는데 정상적인 분들이 그런 약을 먹게 되면 콜린이 부족하지 않기 때문에 부작용만 생기고 독으로도 작용하니 절대 권유해서는 안 될 일이다.

치매약 개발의 방향

치매는 다수의 요인들이 복합적으로 작용해서 발생하는 것으로 알려져 있다. 때문에 어느 한 가지 원인에 집중하여 치료제를 개발하는 것은 실패할 수밖에 없다.

줄기세포 치료는 차세대 치매 치료 방법으로 많이 거론된다. 난치병 극복의 해결 방안으로 줄기세포 치료가 제시되고 주목받는 이유는 가장 강력한 재생능력 때문이다. 실제로 배아줄기세포와 성체줄기세포는 분화 능력의 차이는 있으나 다양한 조직을 구성하는 세포들로 분화하므로 손상된 부분을 재생하는 효과를 기대할 수 있다. 알츠하이머 치매를 치료할 신약을 개발함에 있어서 항암 신약 개발에서 사용하는 전략을 받아들일 필요가 있다고 본다.

조직상의 특징과 원인에 집중하고 유전자 변이를 살펴보고 지금까지 밝혀진 알츠하이머 치매의 다양한 원인과 병리 메카니즘을 바탕으로 알츠하이머 치매를 세분화하여, 세분화된 각각의 경우에 맞는 치료제 개발로 방향을 바꾼다면 가능성은 더 빨리 열릴 것이다.

한 번 더 알아두기

- 치매 치료제 개발은 전방위적이면서 모든 열악한 환경을 복합적으로 다루어야만 한다.
- 치매약은 크게 아세틸콜린 분해 효소 억제제와 NMDA 수용체 길항제, 두 가지가 있다.

03

치매 환자의
가족이
알아야 할 것들

치매는 환자 본인보다 가족이나 주변 지인이 먼저 알아차리는 경우가 많다. 보통 기억력이 나빠졌거나 일상생활에서 안 하던 실수들을 반복할 때 치매를 의심하게 된다. 단순히 건망증 증세를 보인다고 해서 미리 겁먹을 필요는 없다. 그러나 다음 세 가지 상황에서는 치매를 의심하고 예의 주시해야 한다.

첫째 며칠 전에 있었던 일을 전혀 없었던 일인 것처럼 행동하는 것이다. 기억력 저하로 며칠 전 있었던 일을 전혀 기억하지 못하는 것은 뇌 해마의 기능이 작동하지 않는다는 것을 의미한다. '술을 많이 마셔서 필름이 끊겨 전혀 기억이 나지 않는다. 그런데도 어떻게 집은 잘 찾아갔다'고 하는 상황도 술 때문에 해마 기능이 차단되어서 오는 현상이다.

둘째 계절을 헷갈리는 것이다. 지금이 무슨 계절인지 말하는 것을 어려워하거나 더듬거린다면 치매 가능성이 아주 높다고 보면 된다.

셋째 일을 순서에 맞지 않게 뒤죽박죽하는 것이다. 음식을 만들거나 하는 일상 활동에서 앞뒤가 맞지 않게 하는데 이때 지적을 받아도 실수를 인식하지 못하고 무엇이 문제인지를 잘 몰라 한다. 이 경우도 치매 가능성이 아주 높다.

이런 태도를 보인다면, 치매일 수 있다.

❶ 며칠 전 있었던 일을 전혀 기억하지 못한다(해마 기능 이상).

❷ 현재 무슨 계절인지 헷갈린다.

❸ 일을 뒤죽박죽 순서 없이 한다.

치매 환자 돌보기 1

좌절하지 않고, 환자를 위로하기

치매 초기에는 뇌 기능 저하가 심하지 않고 생활하는 데 큰 문제가 없다. 이런 초기에 치료를 시작하면 더 좋은 효과를 얻을 수 있다. 때문에 보호자가 돌보는 가족이라면 과도하게 걱정할 필요가 없으며, 환자가 불필요하게 좌절하지 않게 잘 위로하는 것이 중요하다.

또한 정확하지 않은 부정적인 정보에 너무 휩쓸리지 않아야 한다. 인터넷과 여러 매체, 입소문까지 치매에 관한 정보는 수없이 많다. 그중에는 부정적인 정보도 함께 있다. 이런 나쁜 정보에 신경 쓰기보다는 긍정적인 정보에 집중하는 것이 좋다. 어떻게 하면 뇌 활동을 돕고 사회생활을 잘하면서 치매의 진행을 더 지연시킬 수 있는지에 집중하자는 것이다. 지금의 상태에서 함께 할 수 있는 행복할 만한 일들을 구상하는 것이 좋다.

치매 환자 돌보기 2
환자가 삶의 활력을 잃지 않도록 돕기

치매가 중기로 가면 기억뿐 아니라 행동 장애도 나타날 수 있다. 본인은 스스로 멀쩡하다고 생각하는데 일상 활동에서 크고 작은 실수가 생기고 갑작스런 상황에 대처하는 능력이나 운동 기능이 떨어진다. 본인은 괜찮다고 생각하지만 외부 활동이나 운전 등은 상당히 위험할 수 있다. 때문에 가족이나 보호자는 평소에 소소한 부분에도 꾸준히 관심을 기울이고 격려를 보내주는 것이 필요하다.

무엇보다 치매 환자에게는 신뢰하고 사랑하는 가족과 함께 시간을 보내는 자체가 좋은 자극이다. 그런 자극들이 계속되면 뇌 활동성을 계속 유지하는 데 큰 도움이 된다. 하루하루 삶 자체를 즐기는 것, 이것이 생활 속 치매 관리의 핵심이다.

하루하루 삶 자체를 즐기는 것, 이것이 생활 속 치매 관리의 핵심이다.

04

치매지만
마음과 감정은
느낄 수 있다

치매라는 것을 인지하고 있어도 돌보는 보호자 입장에서는 환자가 반복적으로 문제를 일으키거나 예상치 못한 일을 벌인다면 감정을 컨트롤하기 힘들어질 때가 발생한다. 보호자도 인간인지라 언성을 높이게 되고 화를 낼 수도 있다. 하지만 이는 매우 위험한 대처이다. 가족이나 주변 사람들에게 강하게 지적받아 자신의 문제 행동을 깨닫는 순간 환자는 좌절감을 느낀다. 충격요법은 환자에게 더 큰 좌절감을 준다. 보호자는 환자에게 절대로 정보나 상황을 납득시키기 위해 충격요법을 써서는 안 된다.

어린아이처럼 변했지만 어린아이가 아니다.

좋은 훈육 방법인지 아닌지를 논외로 하고, 심하게 혼을 내거나 꾸중하는 등의 충격요법은 어린아이에게는 어느 정도 효과를 볼 수도 있다. 충격과 함께 교훈이나 개선해야 하는 정보가 아이의 뇌에 각인이 된다. 나중에 교훈이나 개선을 얼마나 잘 실천하느냐 마느냐와 상관없이 아이 뇌에 기억이 남게 된다. 그러나 치매를 앓고 있는 사람의 경우는 다르다. 이들의 경우 뇌 해마에 장애가 있기 때문에 교훈이나 개선해야 할 정보는 남지 않고 그 충격만 남을 가능성이 높다. 심지어 갑작스런 좌절감에 빠질 수도 있다.

오히려 천천히 시간을 두고 기억력 장애에 적응을 해왔으면 괜찮을 수도 있을 것이다. 그러나 환자 스스로 치매 증상에 적응을 못하고 소소한 문제를 일으키다가 갑자기 지금 자신의 상황이 어떤지를 객관적으로 평가하는 순간 심각한 문제가 일어날 수 있다. 그래서 충격요법은 절대 효과가 없다.

환자의 뇌는 아프지만 감정은 살아 있다.

치매 환자를 돌볼 때 반드시 알아야 할 것이 있다. 치매에 걸리면 뇌는 손상과 기능 손실 등으로 제 역할을 잘하지 못하지만 슬퍼하고 화나고 기뻐하는 등의 감정을 느끼는 데는 아무 문제가 없다는 점이다. 감정을 조율하는 부분인 변연계라는 뇌 기관은 생명이 다하는 날까지 기능이 살아 있기 때문이다.

치매 환자는 판단력이 없어 보이거나 했던 이야기를 반복하고 아무리 얘기를 해줘도 못 알아듣는 상황이 발생한다. 이런 때 '화를 내도 어차피 기억하지 못하겠지', '내가 짜증을 내도 상처받지 않을 거야'라며 자칫 화나 짜증을 내게 될 수도 있다. 하지만 치매 환자는 자신에게 하는 말투나 짜증 섞인 감정을 모두 알 수 있다. 그리고 상처받고 슬퍼하고 스스로에게 좌절감을 느낀다. 자칫 환자가 치료에 대한 희망과 의욕을 잃게 만들 수도 있기 때문에 환자를 존중해 주는 자세는 매우 중요하다.

치매 환자에게 해서는 안 되는 행동

❶ 어린아이를 대하듯 취급한다.

❷ 혼을 내거나 큰소리를 친다.

❸ 화를 낸다.

❹ 명령, 강요, 재촉한다.

❺ 하던 것을 빼앗는 등 행동을 제약한다.

❻ 아무것도 하지 못하게 한다.

치매 환자에겐 이렇게 대하자.

❶ 상냥하고 부드럽게 대한다.

❷ 실수나 시간이 걸리는 것을 나무라지 않는다.

❸ 할 수 있다고 격려한다.

❹ 사소한 일이라도 할 수 있는 일을 준다.

❺ 환자의 능력과 희망 등을 존중한다.

❻ 실수하지 않도록 도와주고 잘했을 때는 칭찬한다.

⊟ 한 번 더 알아두기

인간의 감정에 관여하는 변연계는 뇌가 손상되더라도 끝까지 살아 있다. 따라서 치매 환자를 대할 때 충격요법은 쓰지 말아야 한다.

05

치매를
막는 습관과
부르는 습관

치매를 예방하는 것, 즉 뇌의 건강을 유지하는 것은 일반적인 건강 상식에서 벗어나지 않는다. 규칙적인 생활과 적절한 운동, 고른 영양 섭취 등은 기본이다. 다른 건강 습관과 마찬가지로 뇌 건강의 핵심은 신체적·정신적·사회적 활동을 높이는 것이다. 이 안에 모든 치매 예방의 답이 들어 있다.

알츠하이머 치매와 인지력 감퇴를 예방하는 5가지 핵심은 첫째 고른 영양성분을 잘 챙겨 먹는다. 둘째 잘 움직여 활동량을 높이고 활기차게 생활한다. 셋째 스트레스를 관리한다. 넷째 적절한 시간 동안 양질의 수면을 취한다. 다섯째 외국어 배우기, 게임하기, 취미

생활 즐기기, 사람들과 관계 맺기 등의 활동으로 뇌 기능을 최대한 사용하도록 한다.

알츠하이머 치매와 인지력 감퇴를 예방하는 5가지 핵심

❶ 고른 영양성분을 잘 챙겨 먹는다.

❷ 잘 움직여 활동량을 높이고 활기차게 생활한다.

❸ 스트레스를 관리한다.

❹ 적절한 시간 동안 양질의 수면을 취한다.

❺ 뇌 기능을 최대한 사용한다.

신체적 활동은 어떤 것이 좋을까

신체에 무리를 주지 않으면서 스스로 즐길 수 있는 운동을 찾아 신체 활동을 늘리는 것이 중요하다. 특히 좁은 공간에서도 할 수 있으며 유연성을 키우고 명상을 함께하는 요가, 자연을 즐기면서 좋은 공기를 마실 수 있는 등산, 특별한 장비 등의 구매 없이 할 수 있는 걷기 등은 추천할 만한 활동이다.

정신적 활동은 어떤 것이 좋을까

정신 활동은 뇌에 자극을 주기 때문에 뇌 건강에 좀 더 확실한 효과를 얻을 수 있다. 예를 들면 머리를 써야 하는 독서, 카드놀이, 외국어 공부, 게임이나 퍼즐 맞추기, 고스톱 등이 대표적인 정신 활동이다. TV를 보는 것도 나쁘지 않으나, TV 시청은 가만히 앉아 아무래도 수동적으로 정보를 받아들이게 된다. 그러니 좀더 집중해서 상상력으로 이미지화하면서 들어야 하는 라디어 청취가 뇌 건강에는 훨씬 더 도움이 된다.

사회적 활동은 어떤 것이 좋을까

나이가 들면서 사회 활동이 줄고 대인관계도 줄어든다. 그러나 여러 연구를 통해 사람들과 관계를 맺고 사회적 활동을 하는 것이 치매와 뇌 건강에 도움이 된다는 것이 과학적으로 밝혀졌다. 타인과 즐거운 마음으로 지속적으로 교류하는 것만으로도 치매를 예방할 수 있다는 사실이다. 물론 교류의 빈도수도 중요하다.

치매를 부르는 나쁜 습관들

일반적으로 건강에 나쁘다고 알려진 것들은 당연히 뇌 건강에도 나쁜 것들이다. 수면 부족과 스트레스, 음주와 흡연 등은 그 해악을 아무리 강조해도 부족하지 않다. 나쁘다는 것을 알면서도 고치기가 어려운 것들이기도 하다. 스트레스가 없는 삶은 없으며 적당한 스트레스는 삶에 활력으로 작용하기도 한다. 그러나 과도한 스트레스나 스트레스를 제대로 해소하지 못하는 것은 뇌 건강에 큰 문제가 된다.

한편 수면 부족과 스트레스, 음주와 흡연은 서로 얽혀 있다. 스트레스를 받으니 잠을 제대로 못자고 잠을 못자니 체력이 떨어지면서 사회생활의 스트레스에 취약해진다. 그리고 그런 스트레스를 음주와 흡연으로 풀기도 한다. 따라서 이 중 하나의 고리만 끊으면 나쁜 습관을 고치는 데 상당한 첫걸음이 될 수 있다. 스트레스를 받을 때 담배나 술을 찾을 것이 아니라 산책을 하거나 운동을 하는 것이다. 그렇게 하면 수면의 질이 높아질 수 있다. 수면의 질이 높아지면 신체가 건강해지고 스트레스에 대한 내성을 가질 수 있게 된다.

다음 내용으로 수면 부족과 스트레스, 음주와 흡연이 뇌 건강에 어떤 악영향을 미치는지 알아보자.

1. 수면 부족

수면이 부족하게 되면 뇌가 과활성화되기 때문에 치매 위험성이 높아진다. 보통 7~8시간 정도 충분히 자는 게 좋다. 수면 동안에 아밀로이드가 뇌에서 분해가 되고 뇌 속에 찌꺼기들이 청소되기 때문이다.

불면증이나 우울증은 그 자체가 치매에 걸릴 확률을 높이는 원인이 된다. 특히 우울증을 자주 겪게 되면 뇌세포가 자꾸 망가져 치매 확률을 3~5배 정도 증가시킨다.

2. 스트레스

코르티솔 같은 스트레스 호르몬은 기억에 중요한 해마세포를 파괴시킨다. 살아가면서 스트레스를 피할 수는 없다. 다만 스트레스를 중화시키고 해소하는 방법을 알아야 한다. 여행이나 영화 감상, 공예 등 자신만의 취미를 갖는 것은 스트레스를 해소하는 데도, 뇌 건강을 유지하는 데도 도움이 된다.

3. 음주와 흡연

술은 해마세포를 파괴하므로 치매에 치명적이다. 노년기에는 술을 안 마시는 게 좋다. 흡연은 흡연 시에 생기는 산화 스트레스라는 게 있는데 단백질이 엉키고 쌓이다 보면 치매를 유발한다. 음주와 흡연은 대안이 없다. 그냥 끊는 것이 답이다.

⊞ 한 번 더 알아두기

뇌 건강의 핵심은 신체적·정신적·사회적 활동을 높이는 것이다. 뇌 건강을 망치는 핵심은 수면 부족과 스트레스, 음주와 흡연이다.

06

뇌를 위해
꼭 챙겨야 할 음식
16가지

음식은 우리 몸의 운명을 결정한다. 무엇을 먹느냐가 뇌의 운명을 결정한다. 어떻게 성장하고 어떻게 나이 들고 어떻게 죽을지는 음식에 달려 있다. 우리가 매일 먹는 음식은 우리 몸의 세포를 만들고 재생한다. 반대로 우리가 먹지 못한 것은 결핍을 만든다. 결핍은 몸에 스트레스를 주고 트라우마로 남는다.

뇌는 몸무게의 2%에 불과하지만 몸 전체 에너지의 25%를 사용한다. 음식은 에너지원이며 뇌는 먹는 것에 민감하다. 음식은 몸을 지지하고 재생하는 데 필요한 근본 요소로서 알츠하이머 치매와 싸우는 가장 중요한 무기다. 뇌 건강을 위해 다음 음식을 챙겨 먹는 것이 좋다.

1 아보카도

아보카도는 뇌 구조를 지지하고 혈류
흐름을 개선하는 단일 불포화지방산으
로 가득 차 있다. 또한 아보카도에 들어
있는 리놀산 성분은 뇌 활동을 활발하
게 도와준다. 뇌혈관 질환에도 도움이 된다.

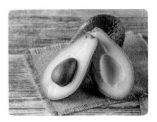

2 호두 · 석류 · 베리류

호두, 석류, 베리류에는 공통적으로 엘
라그산이라는 물질이 들어 있다. 이 물
질은 간을 보호하고 독성을 제거하는
해독 기능이 있다. 뇌의 신경 독성을 완
화시켜 인지력 감퇴를 후퇴시킨다. 특히 호두는 모양이 뇌와 유사
하다고 하여 오래전부터 어르신들이 간식으로 많이 먹어왔다. 노년
기에 꼭 필요한 단백질과 인체 세포막 구성성분 중에 하나인 레시틴
이라는 성분이 풍부해서 치매 예방과 피부 및 혈관 건강에 도움을
준다.

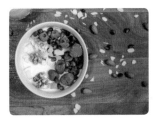

③ 브로콜리

루테인, 제아잔틴 같은 카로티노이드 계열의 항산화제가 풍부한 식품이다. 브로콜리는 설포라판이라는 성분을 다 량 함유하고 있는데, 이 설포라판이 알 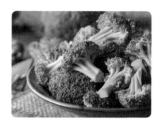 츠하이머 치매를 유발시키는 독성 단백질(아밀로이드-베타와 타우)을 제거하는 데 효과가 있다는 것이 국내 연구진에 의해 규명되었다. 설포라판은 자폐증과 조현병 환자의 기억력 개선 등 뇌 기능에 영향 을 주는 물질로 연구 발표되었다.

④ 통곡물류

퀴노아, 귀리, 메밀, 기장, 수수 같은 통 곡물류는 가장 건강한 형태의 복합탄수 화물로 장내 유익균의 먹이가 되고 뇌 에 필요한 에너지를 지속적으로 공급해 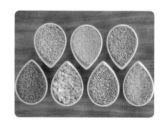 준다. 특히 퀴노아는 영양소가 풍부하고 필수 아미노산을 충분히 가 지고 있으며 섬유질, 비타민E, 아연, 인, 셀레늄이 풍부하다.

5 잎채소

잎채소는 폴리페놀의 공급원이며 엽산, 루테인, 비타민 E, 베타카로틴 등 뇌 건강에 관련된 영양소들이 들어 있다.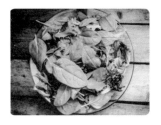

6 허브 · 녹차와 허브티

박하, 고수, 오레가노, 바질, 파슬리, 히비스커스, 녹차 등에는 항염증 작용과 함께 베리류의 10배에 달하는 항산화제가 들어 있다. 특히 녹차에는 카테킨을 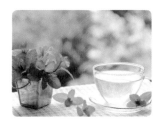 비롯한 폴리페놀이 풍부한데 카테킨은 독소를 제거하는 시스템을 활성화시키고 해마의 신경세포를 보호하여 기억력을 개선하는 데에 큰 효능이 있다.

7 버섯 · 오메가3지방산

싱가포르국립대학교의 연구 결과에 의하면 일주일에 2회 이상 버섯 요리를 먹는 사람들은 경도 인지 장애에 걸릴 가능성이 50% 낮은 것으로 나타났다. 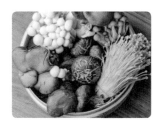 버섯에 들어 있는 에르고티오네인 성분은 천연 아미노산 유도체 중

하나로 항산화와 항염증 효과가 있다. 버섯과 오메가3지방산은 모두 면역 시스템을 강화하고 뇌혈관의 염증을 완화한다. 또한 비타민 B12의 훌륭한 공급원이다.

8 견과류·해바라기씨

견과류에는 알츠하이머 치매의 위험성을 낮추고 건강한 불포화지방이 많으며 비타민E가 많고 뇌 건강에 도움이 되는 미네랄이 풍부하다.

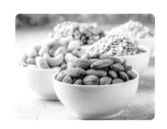

9 아마씨

아마씨에는 염증을 완화하고 LDL콜레스테롤을 낮추어 주는 식물성 오메가3지방산이 많이 들어 있다. 또한 혈관을 보호해 주는 리그난 성분이 들어 있다.

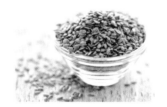

10 고구마

고구마는 식물영양소, 섬유질, 비타민 A와 비타민C, 미네랄이 가득하며 혈당을 조절해 주는 효능이 있다. 높은 칼륨

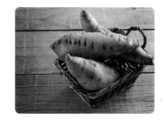

은 혈관 건강에도 도움이 된다. 풍부한 비타민과 섬유질은 면역력을 높이고 체내 염증을 낮추는 작용을 한다.

11 콩

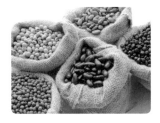

콩은 콜레스테롤을 낮추고 항산화제, 식물성 영양소, 철분과 미네랄이 풍부하다. 특히 콩의 레시틴 성분은 기억력과 집중력을 높여주며 치매를 막는 데 효과적인 것으로 알려져 있다. 이외에도 레시틴은 혈액 속 중성지방을 없애고 혈소판 응집을 막아 동맥경화를 예방하는 효과도 갖고 있다.

12 향신료

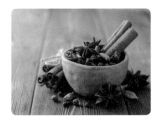

계피, 정향, 마조람, 샤프란, 너트메그, 타라곤 같은 향신료는 다른 식품에 비해 항산화제의 밀도가 높아서 두뇌에 내재된 해독 시스템의 작용을 돕는다.

⑬ 커피

커피는 이미 암 예방과 혈관 건강에 긍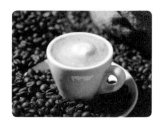
정적인 영향을 준다는 것은 많은 연구
결과로 증명되고 있다. 커피는 뇌신경
보호 물질인 아세틸콜린의 생산을 촉진
한다. 국내 연구진이 한국인을 대상으로 한 연구에서도 커피를 하루
2잔 이상 마신 사람의 뇌에는 치매 유발 물질이 더 적었다는 결과를
내놓았다. 커피의 주성분인 카페인과 항산화 성분인 폴리페놀은 염
증을 감소시켜 해마의 손상을 억제한다고 한다. 믹스커피가 아닌 원
두로 내린 커피를 하루 1~2잔씩 마시는 것이 좋다.

⑭ 다크초콜릿

다크초콜릿은 식물영양소 플라바놀의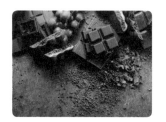
보고다. 플라바놀은 동맥을 이완시켜
뇌에 산소와 영양이 잘 공급되도록 돕
는다. 다크초콜릿을 먹는 사람들은 뇌
졸중 위험이 낮다.

15 마늘 · 양파

마늘과 양파에 들어 있는 유기황화물에
는 글루타치온의 생성 증가와 해독에
관여하여 치매를 유발하는 다양한 병리
적 산물들의 생성을 방지하기 때문에
치매 환자는 자주 섭취하기를 권한다.

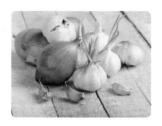

16 고추

고추는 한국인들이 자주 섭취하는 식물
이다. 고추의 캡사이신은 신진대사를
원활히 하고 체내 신경말단의 통증물질
의 발현을 억제시키고 비타민C와 베타

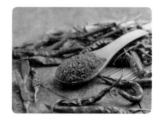

카로틴이 풍부해서 혈액순환을 증진시키는 효능이 있다. 최근의 연
구에서 캡사이신이 노화성 신경 감퇴에도 영향을 많이 준다 하여 새
로운 치료 물질로 부각이 되고 있다.

8 한 번 더 알아두기

무엇을 먹느냐가 뇌의 운명을 결정한다. 채소와 과일은 뇌 건강을 위한 식
단의 핵심이다.

07

뇌 건강을 해치는 식품들

좋은 음식이 건강을 좋게 하고 뇌를 건강하게 한다. 반면 나쁜 음식은 건강을 해치고 뇌를 망가지게 한다. 좋은 음식을 잘 챙겨 먹는 것만큼 나쁜 음식을 피하는 것이 중요하다. 특히 포화지방산이 다량 함유된 음식은 고혈압, 당뇨, 심장병, 고지혈증, 뇌경색 등을 일으키는데, 이 질환들은 치매의 위험인자가 된다. 포화지방산의 대표적인 식품에는 버터, 치즈, 마가린, 마요네즈, 삼겹살, 햄버거, 치킨, 과자 등이 있다.

다음은 뇌 건강을 위해 피해야 할 음식들이다.

■ 가공식품

감자 칩 등의 과자류, 쿠키, 냉동식품, 빵류 등 가공식품에는 설탕, 소금, 밀가루, 포화지방이 많다. 포화지방산은 뇌혈관을 막고 뇌 조직을 직접 파괴한다.

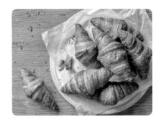

■ 가공육

베이컨, 햄, 소시지, 핫도그 등에는 방부제, 소금, 포화지방이 많다. 염증을 일으키고 뇌혈관을 파괴한다. 닭고기를 포함한 육식은 염증을 일으키는 포화지방이 많으므로 피하는 것이 좋다.

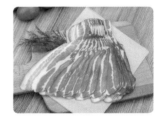

■ 버터 · 마가린 · 치즈 · 튀긴 음식과 패스트푸드

트랜스 지방이 많다. 뇌를 위축시키고 인지력 감퇴를 유발한다.
포화지방과 트랜스지방이 많아 뇌혈관을 망가뜨려 뇌를 위축시킨다.

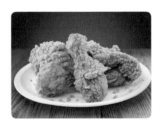

기본적으로 피를 탁하게 함으로 뇌 건강뿐만 아니라 비만, 고혈압, 당뇨병 등 각종 만성 소모성 질환을 유발하여 수명을 단축시킨다.

4 각종 첨가물이 들어간 여러 음료들

달달하고 입에 맛있게 느껴지는 음료는 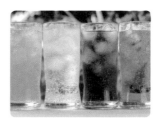 엄청난 양의 설탕과 각종 첨가물을 넣는다. 이런 물질들은 염증을 일으키고 뉴런을 망가뜨려 뇌를 지치게 만든다.

〈메드스케이프〉에 게재된 미국 보스턴대학교 의대 연구에 따르면, 인공감미료가 든 음료를 매일 한 캔 이상 마시는 사람은 1주일에 한 캔 미만 마시는 사람에 비해 허혈성 뇌졸중에 걸릴 위험과 알츠하이머 치매에 걸릴 위험이 3배에 가깝다고 한다. 설탕을 포함해 각종 첨가물이 든 음료는 비만과 당뇨를 유발하며 이는 다시 알츠하이머 치매의 발병 요인이 된다. 마트에 진열된 대부분의 음료는 감미료 등의 첨가물들이 가득하다.

5 음주

알코올은 신경독소다. 해마를 포함한 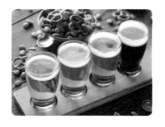 뇌세포를 파괴한다. 음주가 건강에 주는 피해는 더 말할 필요가 없을 정도다. 치매 환자 110만 명의 데이터를 분석한 프랑스의 한 연구에 따르면 알코올 중독, 의존, 남용이 치매 발병 위험을 평균 3.3배 이상 높이는 것으로 밝혀졌다.

뇌 건강을 위해 좋은 음식을 잘 챙겨 먹는 것만큼 나쁜 음식을 피하고 과식하지 않고 즐겁게 먹는 것이 중요하다.

운동이
뇌 건강에 필수인
이유는 무엇인가

신체 건강을 위해 운동이 중요하듯 뇌 건강에도 운동이 중요하다. 누구나 운동의 필요성은 알고 있다. 다만 치료에 더 큰 보탬이 되려면 유산소 운동이어야 하고 고강도여야 한다. 나이가 들면 뉴런의 수가 감소하고 뉴런 사이의 연결도 줄거나 약화된다. 그러나 운동을 하게 되면 뉴런 사이의 연결이 증가되고 강화된다.

또한 유산소 운동은 해마 같은 중요한 기억력 기관에서 신경 발생을 촉진한다. 새로운 뇌세포 생성에서 가장 중요한 생활습관 요인이 바로 운동이다. 운동이 뇌를 세포 단계에서부터 치유하고 회복력을 강화하며 알츠하이머병 없는 여생을 얻는 매우 강력한 방법이다.

운동은 다음 두 가지 방식으로 뇌에 긍정적인 영향을 준다.

운동의 긍정적 영향 ❶

운동은 우울증의 효과적인 치료 수단이다.

우울증은 알츠하이머병과 관련이 있으며 뇌의 집중력 센터와 세로토닌 같은 중요한 신경전달물질의 작용에 부정적인 효과를 준다. 운동은 엔도르핀을 분비하게 해서 기분을 좋게 해준다.

운동은 건강과 행복감을 높여주는 놀라운 힘이 있다. 하면 할수록 몸의 느낌이 좋아진다. 몸의 느낌이 좋아질수록 마음의 느낌도 좋아진다.

운동의 긍정적 영향 ❷

운동은 좋은 습관을 만든다.

생활에서 운동을 실시하려면 계획 능력, 체력, 게으름에 빠지지 않는 절제력이 필요하다. 이런 이유로 규칙적인 운동은 전두엽(계획)과 대뇌변연계(본능과 기분) 그리고 기저핵(운동제어와 습관 형성)을 연결하는 경로를 강화한다. 그래서 운동을 하는 사람은 습관 형성을 잘한다. 집중력이 살아나고 활력이 있어 보인다.

인간은 생존을 위해 부지런히 움직여왔으며 앉아서 시간을 보낸 적이 거의 없었다. 인간이 이토록 많은 시간을 앉아서 보내게 된 것은 아주 최근의 일이며, 근 몇 세기 동안 심장병, 당뇨, 자가 면역질환, 치매 같은 비전염성 질환이 급작스럽게 많아진 것도 이와 연관이 있다.

뇌 건강의 필수, 운동

운동은 인지 건강에 필수적이다. 운동은 치매와 알츠하이머병을 예방하고 손상된 기억력 센터를 복구하며 새로운 뇌세포를 자라나게 한다. 무엇보다 신체적 능력이 향상되면 뇌 기능 역시 긍정적인 영향을 받는다.

치매 예방과 치료를 위해 운동을 계획할 때 가장 먼저 고려해야 할 것은 자신에게 맞는 것, 꾸준히 규칙적으로 할 수 있는 운동을 찾아야 하는 점이다. 자신에게 맞지 않는 운동은 중도에 포기하게 된다. 좌절감과 실망감을 느끼게 되고 이는 뇌 건강에 전혀 도움이 되지 않는다. 운동을 규칙적으로 함으로써 얻는 이득은 다양하다. 우선 규칙적인 운동은 인슐린 저항성을 낮춘다. 또한 뉴런의 생성과 새로운 뉴런이 생존하도록 돕는다. 기억에 중요한 역할을 하는 해마의 크기를 늘린다. 심혈관 기능을 개선한다. 또한 스트레스를 줄이고, 수면을 개선한다. 그리고 긍정적인 기분과 활력을 유지하게 해준다. 이 모두 뇌 건강에서 매우 중요한 항목들이다.

규칙적인 운동의 장점

❶ 인슐린 저항성을 낮춘다.

❷ 뉴런의 생성과 새로운 뉴런이 생존하도록 돕는다.

❸ 기억에 중요한 역할을 하는 해마의 크기를 늘린다.

❹ 심혈관 기능을 개선한다.

❺ 스트레스를 줄인다.

❻ 수면을 개선한다.

❼ 기분이 나아진다.

❽ 한 번 더 알아두기

운동은 인지 건강에 필수적이다. 운동은 치매와 알츠하이머병을 예방하고 손상된 기억력 센터를 복구하며 새로운 뇌세포를 자라나게 한다.

09

스트레스는
뇌에 어떤
영향을 미치는가

스트레스는 정신과 육체에 강력한 자극을 준다. 스트레스를 느끼끼 때 몸과 마음은 긴장하게 된다. 사람이 살면서 스트레스를 받지 않는 것은 불가능에 가까운 일이다. 스트레스를 받는 것은 당연하고 때로는 스트레스가 삶의 활력이나 동력으로 작용하기도 한다. 그러나 만병의 근원 중 하나로 꼽힐 정도로 잘못된 스트레스 관리는 우리 몸과 마음에 크고 작은 병을 일으킨다.

스트레스는 건망증이나 기억력 감퇴 등 뇌 기능에 문제를 일으키기도 한다. 치매가 주로 노화에 의해 발생하기 때문에 50~60대에서 건망증이나 기억력 감퇴를 경험하게 되면 '혹시 치매에 걸린 것은 아닐까?' 하는 걱정을 먼저 앞세우게 된다. 그러나 스트레스받던 것이 없어져 뇌에 걸렸던 과부하가 풀리거나 스트레스가 해소되면 다시 뇌 기능이 복구된다.

스트레스는 그 발생 기간에 따라 급성 스트레스와 만성 스트레스로 분류해 볼 수 있다.

급성 스트레스

스트레스에는 급성과 만성이 있다. 청중 앞에서 연설을 하는 것, 높은 계단을 올라가는 것, 사람들과 언쟁하는 것 등은 급성 스트레스에 속한다. 급성 스트레스는 그 지속 시간에 제한이 있다. 비교적 짧게 왔다가 사라지며 우리 인체는 이런 스트레스 상황에 대비해 바짝 긴장하거나 신경이 곤두서거나 하는 등으로 준비를 한다. 그러나 급성 스트레스도 과도하면 신체 여러 시스템에 문제를 일으킨다.

만성 스트레스

만성 스트레스는 지속 시간이 길다. 수험생의 시험 준비, 박사학위를 받기 위해 공부하는 것, 마음이 맞지 않는 사람들과 생활을 하는 것 등이 만성 스트레스에 속한다. 만성 스트레스는 장기적으로 육체와 정신에 압박을 주며 적절하게 해소하지 못하고 스트레스를 방치하면 뇌에 큰 피해를 입힌다. 그러나 만성 스트레스가 항상 해로운 것만은 아니다. 시험에서 높은 점수를 받거나 학위를 받기 위해 열심히 공부하면 그 과정에서 스트레스를 느낀다. 그러나 이렇게 중요한 목표를 향해 꾸준히 정진해 나가는 목적성 행위는 상당한 인지 예비능(cognitive reserve, 뇌에 더 많은 시냅스 연결이 생성되어 회복력이 비축되는 것)을 만들어 낸다.

스트레스를 두려워할 필요는 없다. 잘 받아들이고 조절할 수 있다면 오히려 환영해야 한다.

> **🔋 한 번 더 알아두기**
>
> 스트레스를 관리하지 못하면 뇌 건강에 해롭다. 그러나 살아가면서 스트레스는 활력소와 동력이 되기도 한다. 그러니 두려워하지 말고 잘 받아들이고 조절할 수 있다면 오히려 환영해야 한다.

스트레스를
통제하지 못할 때 생기는
11가지 증상

우리가 특히 주의를 기울여야 할 스트레스는 통제 불가능한 스트레스, 즉 선택하지 않은 스트레스다. 이런 스트레스는 목적이나 의미가 없고 끝도 보이지 않는다. 이런 스트레스는 자율신경계를 과도하게 자극해 스트레스 호르몬인 코르티솔을 증가시킨다. 코르티솔의 기본 기능은 스트레스 상황에서 몸에 에너지를 공급하는 것이다. 코르티솔이 증가하면 혈당이 솟구친다. 혈당이 높아지면 위험 상황에서 극단적으로 힘을 내어 싸우거나 도망치는 데 도움이 된다. 하지만 이런 상황이 장기간 계속되면 불안, 우울, 소화 불량, 수면 불량, 면역력 약화 등의 피해를 일으킨다. 면역력이 약화되면 우리 몸은 감염이나 암에 더 취약해진다.

다음은 스트레스를 잘 통제하지 못할 때 생기는 대표적인 증상으로, 뇌 건강에도 치명적이다.

❶ 불안과 우울

세로토닌을 비롯한 중요한 신경전달물질의 생산을 방해하며 시냅스 연결을 손상한다. 그 결과 불안과 우울을 겪게 된다. 특히 노년기 우울증은 뇌 퇴행과 연관이 있다.

❷ 면역 기능의 저하

스트레스는 면역세포의 신호를 저해하고 백혈구 수치를 감소시킨다. 질병을 방어하는데 취약해지고 병을 극복하는 데도 오래 걸리게 된다. 뇌에서는 대사 부산물들이 누적되고 시간이 지남에 따라 뇌가 손상을 입게 된다.

❸ 주의력 장애

스트레스 호르몬인 코르티솔과 에피네프린이 높으면 전두엽 뉴런 성장이 저해된다.

4 염증

스트레스는 세포와 혈관의 작용을 방해하는 일련의 화학 작용을 일으켜 신경 조직에 염증을 발생시킬 수 있다.

5 산화 부산물 증가

뇌세포와 조직을 심각하게 손상시킬 수 있다. 항산화 물질은 체내에서 멸균효과를 포함한 당을 에너지로 만드는 데에도 큰 역할을 하지만 오래되고 과다한 산화 부산물들은 뇌의 신경손상을 초래한다는 여러 증거들이 있다.

6 뇌 위축

지속적인 스트레스는 뇌세포 생성을 방해하고 생성된 세포를 파괴한다. 해마가 손상되면 스트레스 조절이 어려워지며 이는 더 많은 코르티솔 분비로 이어지고 더 많은 세포가 파괴되는 악순환을 발생시킨다.

7 베타-아밀로이드 증가

베타-아밀로이드는 뇌에 쌓인 단백질로 노화와 함께 여러 이유로 치매를 유발하는 독성 물질이다. 뇌 세포 파괴와 세포사멸을 유도해 치매와 같은 심각한 증상을 유발한다. 비슷한 관점에서 타우 단백질 역시도 뇌 후각 피질에서 쌓이기 시작하여 타우 엉킴을 유발한다. 이런 현상은 원래가 가진 타우 단백질의 기능은 뇌 세포의 구조를 안정시키는 역할이다. 그런데 타우 단백질이 과하게 쌓이면서 엉키게 되면 안정적인 뇌의 미소세관을 유지하지 못하게 되며 축삭역시 끊어지고 신경 세포는 퇴행하고 사멸하게 된다.

8 유전자 기능변화

통제 불가능한 스트레스는 유전자 발현에 영향을 준다. 유전자 발현의 변화는 뇌 신경 성장 인자의 수준을 떨어뜨려 새로운 세포의 생성을 억제한다.

9 체중 증가

스트레스는 신체 능력을 저하시키며 종종 무분별한 과식과 폭식으로 이어진다. 때로는 매운 음식을 과하게 먹게 만들기도 한다. 매운 음식은 위장 건강에도 나쁘다. 과식과 폭식은 과체중으로 이어지며 과체중은 심장병, 암, 치매의 위험요인이다.

또한 복부 비만, 공복혈당 상승, 고혈압, 낮은 혈중 고밀도지질단백질(HDL) 콜레스테롤, 높은 중성지방 수치 등으로 정의되는 대사성 증후군이 생기면 혈관성 치매 발병률은 3배가량 증가한다.

⑩ 고혈압

고혈압은 뇌혈관 질환의 위험요인이면서 혈관성 치매의 원인이 된다. 고혈압이 되면 뇌혈류의 자율적인 조절 기능에 장애가 발생하여 뇌세포 대사에 영향을 준다. 나이가 들수록 고혈압은 뇌백질에 전반적인 변화를 일으키며 이것이 심해지면 인지 기능이 감퇴되고 지적 능력이 떨어지게 된다.

⑪ 건강한 생활습관 방해

극한의 스트레스를 경험하면 감정 조절 능력이 감소한다. 그 결과 쉽게 지치고 피곤해져 건강한 생활습관을 잘 지키지 못하게 된다.

⑧ 한 번 더 알아두기

스트레스를 적절히 해소하지 못하거나 통제하지 못하는 상황이 장기간 계속되면 불안, 우울, 소화 불량, 수면 불량, 면역력 약화 등의 피해를 일으킨다. 면역력이 약화되면 우리 몸은 감염이나 암에 더 취약해진다. 나아가 뇌 건강에도 치명적이다.

Chapter 3

한의사가
알려주는 치매를 이기는
뇌 건강법

01

명상과 수면으로
뇌를
회복시키자

현대인들은 설탕을 많이 먹으며, 조명을 켜고 밤늦게까지 깨어 있다. 여러 가지 일을 해야 하며 그에 따른 여러 가지 생각과 걱정을 끊임없이 한다. 음식 종류는 다양해졌지만 형편없는 영양분을 섭취하며 잠을 제대로 자지 못한다. 미세먼지와 매연, 환경 호르몬 등 과거에는 없던 수많은 독성 물질에 노출되어 지낸다. 그러나 인간은 현재의 생활습관에 맞게 진화하지 않았다. 편리해지긴 했으나 현대의 환경과 삶의 모습은 의도치 않게 현대인들에게 스트레스 상황이 된다.

스트레스는 코르티솔의 수치를 높이며 코르티솔이 상승하면 뇌에 독성물질로 작용한다. 특히 기억 형성에 중요한 해마가 큰 타격을 받는다. 누차 강조하지만 스트레스 없는 삶은 없으며, 스트레스는 적절히 관리하면서 사는 것이 중요하다.

스트레스를 해소하고 관리하는 데는 다양한 방법이 있다. 운동하기, 취미 생활하기, 친구들과 수다 떨기, 맛있는 음식 먹으러 다니기, 반려동물과 함께 놀기 등이 있다. 중요한 것은 자신이 즐길 수 있으면서 쉽게 할 수 있는 것으로 찾아야 한다. 뭔가 대단한 방법을 찾기 위해 고심할 필요는 없다. 일상생활에서 쉽게 할 수 있는 명상과 수면도 스트레스를 해소하고 뇌를 쉬게 하는 좋은 방법이다.

뇌의 회복 능력을 높여주는 명상

명상은 뇌를 쉬게 하고 회복 능력을 높여주는 좋은 방법이다. 명상은 세타파를 유도한다. 뇌파의 주파수는 감마파 · 베타파 · 알파파 · 세타파 · 델타파 다섯 가지로 분류된다. 감마파는 스트레스를 받을 때 긴장하며 불안감을 느낄 때 나온다. 새로운 정보를 받아들일 때 활성화된다. 베타파는 대화나 업무 등 두뇌 활동이 왕성할 때 나온다. 일상생활 중에는 대부분 베타파 상태를 유지한다. 알파파는 심신이 안정되어 휴식을 취할 때 나온다. 알파파가 과도하게 분출되면 집중력을 떨어뜨리고 무기력증을 유발한다. 알파파가 낮으면 불면증과 스트레스, 우울증을 유발한다. 세타파는 살짝 멍한 상태, 졸음이 오는 상태에서 나온다. 세타파는 창의력과 직관력과 연관이 있다. 델타파는 깊게 잠들어 꿈을 꿀 때 나온다. 심장박동이나 소화조절처럼 의식하지 않고 일어나는 인체 활동과 관련이 있다. 나이가 들고 노화가 진행될수록 델타파 분출이 줄어드는 데 이로 인해 수면의 질이 악화된다고 한다.

명상으로 집중력을 높일 수 있다.

명상을 하게 되면 집중력이 좋아진다. 일정 기간 수련을 거치게 되면 의식적으로 잡념을 내려놓기 쉬워지게 되면서 자연스레 집중력도 강화가 되는 셈이다. 규칙적으로 호흡 명상을 하면 노심초사하는 마음 습관을 고치는 데도 도움이 된다.

명상은 편안하게 깨어 있는 상태에 나오는 뇌파인 세타파를 유도한다. 긴장을 푸는 활동들은 모두 두뇌의 각 영역에서 세타파를 증가시킨다. 명상을 통해 무아지경, 몰입 등과 같은 정신 상태에 머무르는 것은 집중력 강화와 스트레스 해소에 큰 도움이 된다. 명상은 멍하니 있는 것이 아니다. 명상은 집중력을 배양하는 정신 훈련이다. 집중력은 치매가 오면 가장 먼저 나빠지는 능력이다.

몸과 마음에 쌓인 독성을 해독하는 수면

수면은 인지 기능과 삶의 질에서 매우 중요하다. 수면은 일상생활 동안 인체에 쌓이는 독성 물질을 제거하는 중요한 해독제 역할을 하기 때문이다. 디톡스 요법이라고 해서 해독 쥬스가 유행하지만 사람들은 가장 중요한 해독제를 잊고 있다. 수면만 한 해독제는 드물다. 하루 7~8시간의 수면은 그 어떤 디톡스 요법보다 효과적으로 독소와 산화부산물과 아밀로이드를 제거해 준다. 게다가 부정적인 생각과 기억까지 없애 줄 수 있다.

잠은 뇌를 위한 것이다. 아밀로이드와 산화 부산물을 청소하는 해독 작용과 단기기억이 장기기억으로 변환되고 쓸모없는 기억은 제거되며 생각이 체계적으로 정리되어 기억으로 저장하는 등 사고의 통합 작용이 이루어진다.

인간의 뇌는 밤에 멜라토닌을 생성한다. 이때 한 가지 조건이 있다. 어두워야 한다. 수면 중 빛에 노출되면 멜라토닌은 만들어지지 않는다. 사람은 나이가 들면 멜라토닌이 줄어든다.

수면의 질을 높이는 8가지 방법

불규칙한 수면, 불면증 등 수면 질환은 뇌 건강에 직접적으로 악영향을 미친다. 현대인들은 밤늦게까지 활동해야 하는 일이 생기기 때문에 수면 문제를 겪을 수 있다. 오래 잔다고 좋은 것도 아니다. 자신의 체질에 맞게 적합한 시간을 자고 개운한 느낌으로 일어나야 질 좋은 수면을 취했다고 할 수 있다. 다음은 수면의 질을 높이는 방법이다.

❶ 수면 시간을 규칙적으로 한다.

일정한 시각에 취침하고 일정한 시각에 기상하자. 규칙적인 수면 습관을 지속하면 뇌가 언제 일하고 휴식할지 알게 된다.

❷ 야식을 피한다.

소화 기관이 일하고 있으면 깊게 잠들기 힘들다. 설탕이 많은 음식, 지방이 많은 음식, 매운 음식 등은 수면을 방해하므로 저녁 식사나 야식으로는 특히 더 피해야 한다.

❸ 잠자기 전에는 카페인 음료를 피한다.

카페인은 8시간 이상 몸에 잔류할 수 있으니 카페인에 민감한 사람은 반드시 피해야 한다.

❹ 낮잠을 피한다.

낮에 잠을 자면 밤에 잠드는 능력이 떨어진다. 낮잠을 잘 경우에도 30분 이상은 자지 않도록 해야 한다.

❺ 잠자기 전에 운동하지 않는다.

운동은 육체를 깨우는 활동이다. 아침에 일어났을 때 졸리지만 점차 몸을 움직이면 잠이 깨는 경험들을 해 보았을 것이다. 건강을 위해 운동을 하는 것은 좋지만 모든 운동은 취침 3시간 전에는 끝내는 것이 좋다.

❻ 실내 온도를 조절한다.

수면 시 적당한 온도와 습도를 유지해야 한다. 덥거나 추우면 숙면을 취할 수 없을 뿐만 아니라 중간에 깰 수 있다. 따뜻한 것도 좋지만 너무 높은 온도는 수면을 방해한다. 수면 시에는 실내 온도가 약간 낮은 느낌이 좋다.

❼ 약 의존도를 줄인다.

수면제 등 약에 의존할수록 뇌에 독소는 쌓이고 점점 약에 의존하게 된다. 약에 먼저 의존하기보다는 멜라토닌 분비가 촉진될 수 있도록 오전 시간에 햇빛을 많이 쬐고 낮 동안 활동량을 높여 보자.

❽ 취침 전 게임하기, 영화 감상, 스마트폰 사용을 피한다.

흥분시키는 게임이나 감정을 자극하는 영화 감상, 멈추기 힘든 스마트폰 사용은 잠들기 직전에 하지 않아야 한다. 이런 활동은 안

구 건강에도 매우 좋지 않다. 잠자리에 들기 직전 2시간 전후로 모든 전자기기를 끄는 등의 규칙을 정해 보자.

目 한 번 더 알아두기

명상은 뇌를 쉬게 하고 회복 능력을 높여주는 좋은 방법이다. 수면은 몸과 뇌에 쌓인 독소를 해독하는 최고의 해독제다.

02

뇌 퇴행을 늦추는 활동과
자연의학의
중요성

인간의 뇌는 엄마의 자궁에서부터 발달하기 시작한다. 큰소리로 세상과 마주하는 그 짧은 순간이 지나면서 아기의 뇌는 엄마의 헌신적인 사랑을 받으며 무럭무럭 성장한다. 엄마의 젖을 물고 아장아장 걸을 때까지 몇 년간의 긍정적인 경험들은 튼튼한 뇌 구조를 형성하는 데 막대한 기여를 한다. 상상을 뛰어넘는 능력을 가진 인간의 뇌는 어른이 되어가면서 점차로 각자가 처한 시대적 환경과 삶의 방향에 따라 그 능력의 범위들이 조금씩 달라진다. 뇌 안의 복잡하고 정교한 신경들은 삶에서 순간순간 각자의 선택들을 통하여 다양한 모습으로 저장된다.

우리가 반응하기로 선택한 여러 감정들은(느끼는 것, 생각하는 것, 말하는 것 등) 결국 우리 삶이 우리에게 가져다주는 결과물들인 것이다. 지금의 나는 한순간에 만들어진 것이 아니다. 어릴 때부터 차곡차곡 형성된 뇌신경망들은 정교하게 연결되어 인생의 매순간의 기록들을 저장한다. 저장된 기록들은 끊임없이 충돌해 가며 지식과 경험들을 축적하여 보다 창의적인 뇌로 진화하게 된다.

창의성은 뇌의 특정한 어떤 부분만 관련 있는 것이 아니다. 헤아릴 수 없이 많은 충격을 보내는 수십 억 신경세포들의 상호 작용에서 비롯된다. 각자 다른 방식의 삶에서의 수많은 기억들, 세상을 바라보는 시각들, 같은 상황 다른 생각들, 여러 감정들……. 이런 모든 느낌과 경험들은 뇌가 뭔가를 창조할 수 있는 원재료들이 된다. 이러한 원재료들을 통하여 생애 전반의 짜릿한 모험, 사랑, 친구와의 관계, 여행, 아픔, 지적 훈련, 정보력, 보편적 상식 등의 모든 것들이 어우러져 내가 살아가는 방식의 결과물이 되는 셈이다.

다양한 경험은 뇌를 변화시킨다.

우리가 하는 모든 경험들은 실제로 뇌의 활동에 변화를 준다. 뇌는 단지 두개골에 둘러싸인 채 세상과 단절하여 존재하지 않는다. 뇌는 평생에 걸쳐 그러한 경험들을 통해 뇌를 리셋시키며 뇌의 신경화학적 변화에 관여를 한다.

부정적이고 불량한 감정은 뇌 안의 신경세포들에게 유독성 물질을 발생시킨다. 이와 반대로 움직이면 건강한 신경세포를 성장시켜 치유에 긍정적인 영향을 주게 된다. 때문에 나이가 들어 노화로 인한 치매를 비롯한 뇌신경 변성질환들이 하나둘씩 생기기 전에 끊임없이 뇌에 신선하고 긍정적인 자극을 주어 이미 자리한 뇌 안의 정보들과의 연결을 통해 뇌의 퇴행을 늦추도록 해야만 한다.

건강한 뇌를 위한 여러 가지 활동들

❶ 여행 많이 다니기, 다양한 경험과 모험해 보기

❷ 외국어, 악기, 댄스, 바둑, 보드 게임 등 새로운 것에 도전하기

❸ 일기 쓰기, 영화감독이 되어 가상의 시나리오 써보기

❹ 연극, 노래 등 친구들과 어울려 공연해 보기

❺ 자신 있는 전공을 가지고 여러 사람들에게 강의해 보기

❻ 그림 그리기, 도자기 만들기 체험 등의 예술 경험 쌓기

❼ 영화 보기, 명사 강의 듣기, 비 오는 날 음악에 취하기

자연의학이 점차로 필요해지는 이유

자연의학이라 함은 현대인들에게 보편화된 인위적이고 화학적인 처치보다는 '인체 생리에 부족한 부분은 채우고 과한 것은 덜어내어, 인체가 원래 가진 자연치유력을 높여 부작용 없이 건강하게 내

몸을 작동시키기 위한 학문'이라 할 수 있다.

현대 의학은 화학적인 약물을 이용하여 눈에 보이는 증상의 완화를 통해 근본적인 치유보다는 수치적인 현상을 유지하여 불편함이 없도록 하는 것에 초점을 맞추고 있다. 약물의 효과 덕분에 수명은 늘어났으나 부작용도 있으며 약에 대한 의존도가 높아지면서 삶의 질이 떨어진 것 또한 사실이다. 그래서 미국을 포함한 유럽 선진국들은 오래전부터 자연의학을 현대 의학의 부족함을 보완하고 미래 의학을 이끌어가는 핵심주자로 내다보고 있다. 따라서 지속적으로 연구 개발에 전력을 다하고 있고 그 기반도 점점 늘리고 있는 중이다.

현대 의학의 한계를 보완하고 대체하기 위한 치료법과 건강법이 확장되어 가고 있다. 올바른 생활습관, 운동, 고른 영양 섭취, 적절한 스트레스 해소, 화학적 약물 처방보다는 친인체적인 자연성분을 이용한 약물 처방 등이 이와 관련된 것들이다. 점점 더 많은 사람들이 이런 방식으로 질병 예방과 치료에 노력을 기울이고 있다.

이런 추세이긴 하지만 글로벌 제약사들은 거대한 조직을 앞세워 막대한 연구비 지원과 법적인 로비 등으로 유리한 위치를 점하고, 당뇨병이든 고혈압이든 갑상선 질환이든 각종 신경변성 질환들을 평생 화학적 약물에 의존하게 만들고 있다. 거대한 몇 개의 제약회사의 수익이 우리나라 1년 예산의 2배를 뛰어넘는다. 많은 이들이 모르는 사이 거대 제약사들의 덩치는 점차로 비대해지고 있다.

당신이 먹는 음식이 바로 당신이다.

자연의학은 자연 치료제를 통해 우리 몸에 부족한 성분을 공급해 주는 데 그치지 않고 음식을 통해 우리 몸의 근본적인 건강 회복과 우리 몸의 기능들이 원활하게 작동하도록 돕고 있다. 즉, 불편한 증상만을 없애는 데에 초점을 두기보다는 우리 몸이 원래 가진 치유력을 높여 건강을 회복시키는 데 그 목적이 있다 하겠다.

자체 면역력을 높여 여러 가지 크고 작은 종류의 백혈구들이 혈관 속을 돌아다니며 외부로부터 침입한 바이러스나 박테리아 등 각종 세균들을 잡아 죽이고, 몸속의 정상 세포와 다르게 생긴 암세포와 알레르기 물질들을 잡아 없애게 만든다. 또한 날마다 생겨나는 각종 쓰레기들을 해치워 혈액을 맑게 정화한다.

내 안의 뛰어난 명의들을 두고서 자꾸 밖에서만 찾지 말자. 내 안의 면역 시스템을 활용하여 내 건강을 찾도록 하자. 내 몸 상태에 따른 최상의 음식으로 질병도 예방하고 치료하여 자신의 건강을 관리하자. 아마도 먼 훗날 의사의 역할은 달라질 것이다. 화학적 약물을 처방하는 것이 아니라 환자 스스로가 자신에게 맞는 체질을 알고 그에 따른 음식으로 병을 치료하고 예방할 수 있도록 돕는 시대가 올 가능성이 높다.

- 노화로 인해 치매 등의 뇌신경 변성 질환이 생기기 전에 끊임없이 뇌에 신선하고 긍정적인 자극을 주어 뇌의 퇴행을 늦추도록 해야 한다.
- 스스로 면역 시스템을 활용하여 건강을 찾도록 하자. 몸 상태에 따른 최상의 음식으로 질병도 예방하고 치료하여 자신의 건강을 관리하자.

03

한의학에서
바라보는
치매

치매의 치(痴)는 알 지(知)에 병들어 기댈 녁(疒)이 붙어 지능이나 지성이 병들었다는 뜻이다. 어리석을 매(呆)는 사람이 기저귀를 차고 있는 모습을 형용한 것이다. 글자로 치매 환자의 증상을 짐작할 수가 있다. 사전에는 '대뇌 신경 세포의 손상 따위로 말미암아 지능, 의지, 기억 따위가 지속적·본질적으로 상실되는 병. 주로 노인에게 나타난다'고 설명한다. 치매의 원인으로는 나이를 먹어감에 따라 뇌의 퇴행성 변화와 뇌를 사용하지 않음으로 인하여 나타나는 뇌의 폐용성 위축이 가장 큰 원인이 된다.

한의학에서의 치매는 임상 증후상 건망(健忘), 매병(呆病), 전증

(癲證), 선망(善忘) 등의 질병 범주에 속한다. 오장육부의 기능이 약화되고 혈액순환과 몸의 에너지 대사의 불균형으로 인한 담(痰), 어혈(瘀血)이 기혈의 생체 변화에 영향을 주어 뇌에 병변이 생긴다고 설명되어 있다.

한의학에서는 어떠한 질병을 치료함에 있어서 증상의 치료보다는 원인을 먼저 살펴본 후 치료를 하는 치본법(治本法)이 이루어진다. 이 점이 서양의학과 다른 점이라 할 수 있다. 또한 음양오행(陰陽五行)이라는 한의학적 개념을 인체에 적용하여 자연적 치유증강을 목표로 하기 때문에 치매와 같은 난치성 질환은 표(標)와 본(本)을 동시에 치료하는 방법을 사용한다.

나이가 들면서 뇌 위축이 일어나는 이유

한의학에서는 기능적으로 '두자 제양지회(頭者 諸陽之會)'라고 하여 머리가 인체의 모든 양기가 모이는 곳이라고 본다. 두뇌 활동은 양기와 관련이 많다고 할 수 있다. 기질적으로는 '뇌자 수지해(腦者 髓之海)'라 하여 뇌라는 것은 골수의 바다라고 본다. 즉 골수가 충분해야 뇌도 그 상태가 좋을 수 있다는 의미이다. 때문에 나이가 들면서 자연스레 양기가 쇠퇴하면 음양이 함께 있는 뇌의 상태에서 양(陽)이 빠져나가 물질인 뇌덩어리, 즉 음(陰)만 남게 되어 형체도 줄어들고 기능도 떨어지게 된다. 이러한 관점에서 볼 때 치매를 예방하려면 골수를 잘 만들 수 있는 음식을 자주 섭취하고 뇌 단백질을 보충하는 음식을 먹어서 양기를 잘 관리해야 한다.

뇌의 기운을 어떻게 관리할까

뇌의 양기를 잘 관리하기 위해서 할 수 있는 활동에는 무엇이 있을까? 음악가와 조각가 등의 예술가나 바둑이나 장기 등의 취미 생활에 열중인 사람들은 치매에 잘 걸리지 않는다고 한다. 여기에 착안하여 뇌의 양기를 관리하면 된다. 무언가 창작해서 만드는 활동하기, 가벼운 셈 놀이, 퍼즐이나 퀴즈 맞추기, 즐겁게 할 수 있는 취미생활 유지하기, 사람들과 꾸준히 접촉하며 관계를 유지하고 발전시키기 등이 대표적이다. 이런 활동을 통해 꾸준히 뇌를 자극해야 한다.

뇌 기운을 북돋아주는 한약재

한의학에서는 우리 인체의 근원을 이루는 정(精)을 보충하여 뇌의 영양과 기능을 보해주는 육미지황탕(六味地黃湯)이나 팔미지황환(八味地黃丸) 등을 처방하여 뇌 건강을 돌본다. 육미지황탕이나 팔미지황환 등은 장복을 통해 양기를 머리로 보내고 기운을 충실하게 만든다. 또한 예부터 머리를 총명하게 해준다는 원지와 석창포 등의 약재를 가미하여 응용하기도 한다. 이러한 처방으로 꾸준히 복용하면 뇌에 영양과 기운을 북돋아 치매 예방과 치료에 큰 효험이 있어

왔다.

명민제의 효능

명민제는 수년간의 연구를 바탕으로 개발되어 식약청에서 임상 3상까지 성공한 처방으로 치매 초기와 중기의 많은 환자들에게 큰 희망이 되고 있다. 6~12개월 정도 꾸준히 복용하면 기억력이나 이해력, 판단력 등이 눈에 띄게 호전됨을 경험할 수 있다.

🔋 한 번 더 알아두기

명민제를 6~12개월 정도 꾸준히 복용하면 기억력이나 이해력, 판단력 등이 눈에 띄게 호전됨을 경험할 수 있다.

04

치매 치료에
도움이 되는
7가지 약재

한의학에서 치료는 부분적으로 이루어지지 않는다. 증상에만 초점을 맞추지 않고 인체 전체의 기운을 살피고 치료한다. 선조들이 오랫동안 축적해온 약리 작용과 검증된 효능을 바탕으로 하여 지금도 계속적으로 응용하고 발전시키고 있다. 한약으로 활용할 수 있는 한약재의 종류는 무궁무진하며, 환자 개개인의 체질과 상황, 치유 과정에 맞춰 완급을 조절하며 유연하게 대응할 수 있다.

부분적인 증상이 아닌 인체 전체의 균형을 정비하고 상태를 돌봄으로써 병 치료를 해나가는 한의학의 접근 방식은 치매 치료에 있어서도 다르지 않다.

다음은 치매 예방과 치료에 도움이 되는 약재들이다. 어떤 효능과 효과가 있는지 간단하게 살펴보자.

1 구기자

구기자는 항산화 물질과 비타민이 풍부하고 노화 방지에 탁월한 효능이 있다. 예로부터 인삼, 하수오와 더불어 3대 장수 약재로도 알려져 있다. 또한 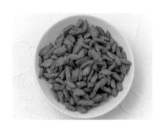 간장, 신장, 폐 등도 튼튼히 하고 장복에도 부작용이 전혀 없다.

2 울금

울금은 우리가 자주 먹는 카레의 원료다. 카레가 건강식품으로 꼽히는 이유도 이 울금에 다양한 영양의 재료를 넣어 섞어 만들기 때문이다. 한의학에 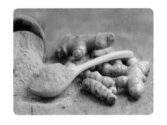 서 울금은 어혈을 없애고 막힌 것을 풀어주고 기혈의 순환을 원활하게 도와주는 약재로 쓰인다.

서양에서는 슈퍼 푸드라 불리는데, 울금에 풍부하게 들어 있는 커큐민 성분은 동맥경화나 심장질환 예방, 중성지방과 요산, 내장지방을 줄여준다. 카레가 주식인 인도에는 치매나 암 환자가 유난히 적다고 한다.

커큐민은 또한 뇌의 필수 영양소인 DHA의 합성을 증가시켜서 뇌의 영양 공급을 돕고 베타아밀로이드라는 단백질 독소가 혈관에 쌓이는 것을 막아줘 노인성 치매를 예방하는 데 큰 도움을 준다.

3 강황

강황 역시 카레에 들어가는 재료이 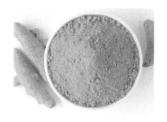 며 다량의 커큐민을 함유하고 있다. 강 황은 강력한 항산화, 항염증, 항아밀로 이드 효과가 있어 처방에 자주 활용된 다. 기억력 개선, 신경 보호 효과, 경련 개선 효과 등의 이유로 다양 한 종류의 치매 예방과 치료에 도움을 준다.

4 은행과 은행잎

징코민이라고 불리는 은행잎 추출물 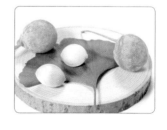 은 항산화 효능과 기억 증진 작용으로 이미 알려져 있다. 때문에 치매 환자들 에서 일상 수행 능력과 인지 장애의 개 선을 보여 왔다.

은행은 한방에서는 백과(白果)라 불리는데 뇌혈관의 혈액순환 개선으로 신경세포와 정신 기능을 활성화시킨다. 또한 항산화를 통해 독성을 제거하여 치매로 인해 저하된 인지 능력, 기억력, 주의력 향상에 도움이 된다.

5 유향

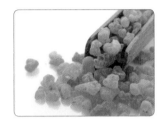

인도 유향, 즉 보스웰리아는 신경 독성의 보호 효과가 있는 것으로 알려지면서 다양한 치매 치료에 활용하고 있다.

6 노루궁뎅이버섯

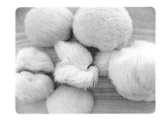

노루의 엉덩이 털과 닮아서 이름이 붙여졌는데 이 버섯에는 강력한 항암 효과와 면역력 증강 효과를 가지고 있다. 또한 신경세포 손상으로 인한 인지력 장애와 기억력 감퇴를 개선시키는 신경보호 효능이 있다. 다양한 치매에 활용을 하고 있다.

7 천수근

천수근은 '악마의 발톱'이라는 별명
을 가진 아프리카에 서식하는 식물
이다. 천수근에는 하르파고사이드
(harpagoside)라는 물질이 있는데 인
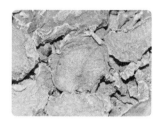
지 장애를 크게 개선시키고 동통성 골격계 질환에 항염증 진통제
로 만성 염증을 완화시켜 준다. 암 치료에도 활용한다.

8 한 번 더 알아두기

커큐민은 뇌의 영양 공급을 돕고 독소가 뇌혈관에 쌓이는 것을 막아 노인성
치매를 예방하는 데 큰 도움을 준다. 커큐민은 강황과 울금에 많이 들어 있
으며 강황과 울금은 카레의 주재료다.

05

치매에
뛰어난 효과가
있는 처방

한약이 치매의 주된 증상인 기억력 감퇴를 억제하는 데 효과가 있다거나 치매 환자의 학습 능력을 개선하는 효과가 있다는 연구 결과가 있다. 아밀로이드 플라크 침착과 타우 단백질 인산화는 가장 흔한 치매인 알츠하이머 치매의 병리 기전인데, 한약이 이 아밀로이드 플라크 침착과 타우 단백질 인산화를 억제한다는 연구 결과가 2019년에 발표되기도 했다.

특히 여러 연구와 임상을 통해 팔미지황환, 당귀작약산(當歸芍藥散), 황련해독탕(黃連解毒湯), 조등산(釣藤散)은 치매에 효과가 있는 것으로 확인되고 있다. 이 전통적인 한약 처방들이 치매에 어떻게 도움이 되는지 간단하게 살펴보자.

1. 팔미지황환

중국 후한 시대 장중경이 지은 의서 《금궤요략(金匱要略)》은 주로 내과의 크고 작은 여러 병의 치료법을 담고 있다. 팔미지황환은 이 책에 처음 등장하는 처방으로 한의학에서 말하는 신양(腎陽)을 도와주는 대표적인 처방이다. 현대 임상에서는 중추신경계와 비뇨생식기의 저하로 인한 만성 질환에 응용한다.

치매의 주 증상인 기억력 감퇴의 차단과 해마의 기능을 향상시키는 것이 입증되어 현재 임상에서는 중간 치매의 인지 기능의 개선 혹은 일상 생활동작 및 뇌 혈류 개선을 위해 상용하고 있다.

숙지황, 산수유, 산약, 목단피, 육계 등의 약물로 구성이 되어 있다.

2. 당귀작약산

최근 연구에 의하면 당귀작약산에 포함된 여러 물질들에게서 뇌 허혈 손상 후 회복 과정에 효능이 있는 것으로 밝혀졌다. 또한 신경 손상을 방지하는 작용도 있어서 기억 장애 및 인식 능력 감퇴에도 효과가 큰 것으로 알려졌다. 뇌졸중 후 뇌 위축을 억제시키는 효과도 확인되었다. 이러한 다양한 연구 결과를 바탕으로 알츠하이머 치매나 혈관성 치매를 치료하는 데 널리 이용된다.

당귀, 천궁, 백출, 백작약 등의 약물로 구성이 되어 있다.

3. 황련해독탕

황련해독탕 처방에 들어 있는 베르베린(berberine) 성분은 소염, 해열, 항산화 등의 다양한 효능과 함께 다양한 기전을 통해 신경보호 효능도 뛰어나다는 연구 결과로 치매 치료에 큰 도움을 주고 있다.

황련, 황금, 황백, 치자 등의 약물로 구성이 되어 있다.

4. 조등산

조등산은 임상에서 다양한 유형의 치매 중에 주로 인지 장애나 정서적 불안이 있는 환자에게 신경보호 기능, 학습과 기억에 관련된 아세틸콜린을 증가시키는 효능으로 상용이 되고 있다.

조구등, 맥문동, 국화, 인삼, 방풍 등의 약물로 구성되어 있다.

⊟ 한 번 더 알아두기

팔미지황환, 당귀작약산, 황련해독탕, 조등산 등은 치매에 효과가 있는 것으로 확인되고 있다.

06

명민제와 해청단이
특별한 효능을
보이는 이유

80대 여성 J님이 아들과 함께 우리 한의원을 찾아왔다. 서서히 인지 기능과 언어 능력을 잃어가는 과정을 겪다 2년 전에 알츠하이머 치매 판정을 받았다고 했다. 약물에 의존하여 치료하던 중 호전의 기미도 없을뿐더러 약물 부작용으로 무척 힘들어했다. 그런 어머님을 곁에서 지켜보던 아들이 수개월 전에 소문을 듣고 첫 내원을 한 것이었다. J님의 경우 다행히 치료 환경이 좋았고 어머니를 위해 시간을 쪼개어 여행도 자주 다니는 보기 드문 효자 아들을 두어서 예후가 분명 좋을 것이라 생각했다. 한방 치료를 시작했고 다행히 예상보다 빨리 호전이 되어 지금은 양약을 모두 끊고 회복이 되어 일상생활에 큰 불편함이 없이 여생을 보내고 있다.

치매에 처방되는 약은 뇌 속 신경전달물질인 아세틸콜린의 양을 늘리는 처방이다. 하지만 이는 결국 근본 원인을 해결하기보다는 증상이 악화되지 않도록 관리하는 것에 가깝다. 또한 간혹 불면이나 오심, 구토 등의 부작용을 일으켜 불편을 호소하는 환자도 있다. 명민제를 개발한 이유가 여기에 있다.

부작용 없이 치매 치료를 위해 개발

명민제는 항치매 효능을 가진 천연물을 재료로 부작용 없이 치매 치료에 도움을 주고자 개발되었다. 경희대학교 한의과대학에서 시작되어 주식회사 메디포럼까지 20여 년간 100여 명의 연구진이 200여 종의 원료 생약과 50여 종의 단일 한약재, 10여 종의 한약(처방) 조성물을 선별하고 연구해 개발한 것이다.

명민제는 인지 기능 증강과 뇌에서 치매 관련 유전자 발현 조절 및 새로운 신경세포 생성 등의 독특한 작용기전을 가지고 있는 천연물 제제이다. 구기자, 숙지황, 산수유, 산약, 백복령, 택사 및 목단피 이상 7가지 천연 생약을 고유의 배합 비율로 혼합한 원료에서 열수 추출해서 제조한다. hGMP(한약 제조 및 품질 관리 기준) 인증받은 한약재의 추출물을 농축한 엑기스만을 사용했으며 방부제를 포함한 어떠한 첨가물도 들어가지 않은 천연물로 최근 강남성모병원과 아산병원의 환자들을 대상으로 치유력테스트 결과 놀랄 만한 성과를 거두고 있는 중이다.

해청단

해청단은 명민한의원에서 독자적으로 개발한 처방이다. 오공(지네), 수질(거머리), 지룡(지렁이)을 대표 약재로 하여 여기에 토별충 등을 포함한 10여 가지 천연 약재를 추가해 먹기 편하게 만든 처방이다. 여기에 천산갑이 추가되기도 한다. 천산갑은 환경과 동물보호 문제로 유통 등이 까다로워 귀한 약재로 여겨진다. 천산갑과 지네, 거머리, 지렁이는 매우 귀한 약재로 혈행을 원활히 하여 증상을 개선시키는 효과가 있다.

특히 지네는 한방에서는 오공(蜈蚣)이라 하여 노화를 방지하는 보신(補腎) 작용이 있고 노화로 인한 근육과 뼈의 통증에 효과가 있다고 알려져 있다. 남성의 강정제로도 사용된다. 체력 강화 기능이 있기 때문에 피로감이 심한 사람에게 권장한다.

거머리는 한방에서는 수질(水蛭)이라고 한다. 혈액을 맑게 하는 대표 한약이다. 지네, 거머리, 지렁이 셋 중에서도 거머리의 혈액 개선 효과가 가장 뛰어나다. 거머리는 손발의 경직이 심한 사람에게 권장된다.

지렁이는 한방에서는 지룡(地龍)이라고 한다. 효과는 거머리와 비슷한데 지렁이가 더 부드럽게 작용한다. 손발 경직이 심한 사람에게 권장된다.

이들 곤충류 약재는 몸을 따뜻하게 하고 경락의 흐름을 돕는 통경(通經) 작용이 뛰어나다. 식물에도 같은 기능을 하는 약재가 있으나 효력은 곤충류 약재가 단연 뛰어나다.

⊟ 한 번 더 알아두기

명민제는 항치매 효능을 가진 천연물을 재료로 부작용 없이 치매 치료에 도움을 주고자 개발되었다.

07

마니봉 요법과 침으로 치매를 다스린다

몇 년 전 직접 개발하고 2018년에 《마니봉 요법》으로도 발간해 상당한 주목을 끈 바 있는 마니봉 요법은 치매 예방과 치료 과정에도 도움이 된다. 마니봉 요법은 《황제내경(黃帝內經)》에도 소개된 꽈사 요법을 모태로 하고 있다. 봉으로 병소 부위를 타봉하여 피부 깊숙한 곳의 어혈과 독소를 뽑아냄으로써 병의 뿌리를 근본적으로 해소시키기 위해 개발하였다. 이론 근거가 명확하고 사용법이 간단해 한의사의 코치만 있으면 누구나 쉽게 배워 수많은 질병에 응용할 수 있으며 효과도 빠르다.

한의학은 천지인(天地人)의 기운을 음양오행 이론으로 풀어서 인체 내의 기혈의 조화를 통해 질병을 치료한다. 한의학은 기운과 혈액, 체액의 원활한 소통을 통해 인체가 자연 치유력을 최대한 발휘하도록 한다. 그리고 우리 몸의 머리끝에서 발끝까지 흐르는 경락은 기혈의 통로로 인체의 내·외부를 연결하는 연결망이다. 따라서 경락은 질병의 예방과 치료에 매우 중요한 역할을 한다. 마니봉 요법과 침 치료의 원리가 여기에서 시작한다고 할 수 있다.

환자의 병소와 체질을 감안하고 해당 경락과 근육의 불균형에 따라 마니봉 요법이나 침 치료를 시행하게 되면 인체의 혈액순환이 개선된다. 그리고 세포대사를 촉진하여 통증을 완화시킬 수 있다. 마니봉 요법과 침 시술은 인체의 면역력을 증강시켜 여러 질병의 치료와 예방 효과를 얻을 수 있다.

마니봉 요법의 치료 원리

마니봉을 통한 치료는 피부 체표 맥락에 30~60분 정도 타봉을 하여 반복적인 자극을 하는 것으로써 이루어진다. 타봉으로 피부 아래 조직이 자연적으로 자극을 받게 되면 혈관과 신경세포, 임파선, 땀샘 등의 부위에 피하 출혈이 일어나게 된다. 그렇기 때문에 혈관 속에 있던 어혈이 열이 나면서 풀리게 되고 사기(邪氣, 나쁜 기운)가 빠져 나가게 된다.

몸 안에 침체되어 있던 어혈과 노폐물이 타봉에 의해 표피층으로 끌어올려져 수분대사를 통해 자연스럽게 소변으로 배출되어 몸 안의 혈액이 맑아진다. 이로써 기혈이 활성화되는 것이 마니봉 치료법이다. 이때 혈액의 순환 개선, 신진대사 촉진이 이루어지고 면역성이 높아지면서 질병의 치료 효과가 생기는 것이다.

또한 산소와 영양 공급을 원활하게 하여 몸속에 잠자고 있는 항체 기능을 최대한 발휘할 수 있도록 도와주어 인체의 면역 기능은 저절로 강화가 된다.

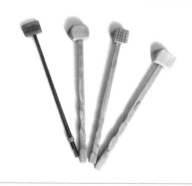

〈그림 2〉 마니봉

마니봉 타봉으로 몸의 불필요한 찌꺼기가 배출되면 체내 환경이 맑아진다. 이로써 육체적 통증뿐만 아니라 스트레스와 화병, 우울증 등 정신적 문제 해결에도 효과를 얻을 수 있다. 또한 치매와 파킨슨병의 증상 완화에도 도움이 된다.

마니봉 타봉 시 주의해야 할 것

피로가 심한 상태, 극도로 과로한 상태, 술을 마신 상태, 배가 심하게 고프거나 부른 상태에서는 마니봉 타봉을 하지 말아야 한다. 중풍 후유증을 앓고 있는 사람이나 체질이 약한 사람, 나이가 많은 사람은 안정을 취한 다음 세심하게 시술하는 것이 좋다.

마니봉 시술을 하고 난 후에는 타봉 부위에 검붉은 어혈과 독소들이 피부로 올라온다. 이러한 독소와 어혈은 수분대사로 일주일 내에 대부분 말끔히 사라진다. 치료가 끝나면 타봉을 하여도 더 이상 독소가 올라오지 않는다. 이는 치료가 되었음을 의미한다.

시술 후 20~30분 정도 편안한 자세로 누워서 휴식을 취해줘야 한다. 쉬는 동안 침 시술을 하면 보다 효과적이다. 또한 시술 후 노폐물을 걷어내고 피를 맑게 하는 탕약을 마시면 좋은데 탕약이 없다면 녹차, 홍차, 생강차, 파뿌리 귤껍질 차, 따뜻한 물을 200~300cc 마셔도 좋다. 이러한 따뜻한 음료는 혈액순환과 이뇨 작용에 도움이 되기 때문이다.

마니봉 시술 시 주의사항

❶ 피로가 심한 상태, 음주 후, 공복이나 과식 후에는 하지 않는다.

❷ 타봉으로 생긴 어혈은 일주일 내에 사라진다.

❸ 시술 후에는 20~30분 동안 누워서 휴식을 취한다.

❹ 시술 후 탕약, 녹차, 홍차, 생강차 등 따뜻한 음료를 마시면
좋다.

타봉을 해서는 안 되는 질환

❶ 중독성 질환 : 뱀에 물렸거나 독 있는 벌레에 물렸을 경우

❷ 정맥 혈전 : 정맥염, 동맥류

❸ 급성염증 : 맹장염, 복막염

❹ 세균성 질병 : 매독, 임질, 결핵 등

❺ 심각한 악성 종양

❻ 법정 전염병 : 콜레라, 장티푸스, 코로나19 등

❼ 기타 주요 기관의 중증 질환 등

치매 예방과 치료를 위한 마니봉 요법

풍부, 대추, 신주혈은 뇌를 깨우치고 막힌 구멍을 뚫으며 신문,
대릉혈은 마음을 상쾌하게 하고 안정시킨다. 심유혈은 심장과 비장
의 조화를 이룬다. 간유, 비유, 신문혈은 비장을 건강하게 하고 담을
삭이며 마음을 통하게 하고 막힌 구멍을 뚫는다. 백회, 후계혈은 간
을 소통하고 울화증을 풀며 기를 운행시켜 뇌를 일깨운다.

다음 그림에서의 부위를 마니봉 요법으로 두들겨주면 된다.

건망증 치료를 위한 마니봉 요법

백회혈은 양기를 부추기고 정화시키며 뇌를 건강하게 하고 골수를 보충하는 기능이 있다. 심유혈은 심기를 충실하게 하여 정신을 가다듬게 하며 비유, 격유혈은 기를 충만 시켜 비장을 튼튼히 하여 기혈의 생화를 보충한다. 신문혈은 놀람을 잠재우고 마음과 정신을 안정시키며, 풍륭혈은 위를 온화하게 하고 가래를 삭히고, 노궁혈은 심포경의 영혈로써 막힌 구멍을 열고 청혈한다.

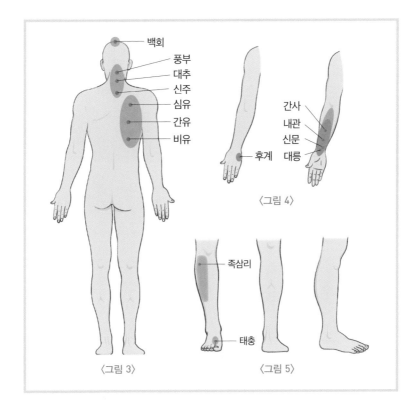

〈그림 3〉　〈그림 4〉　〈그림 5〉

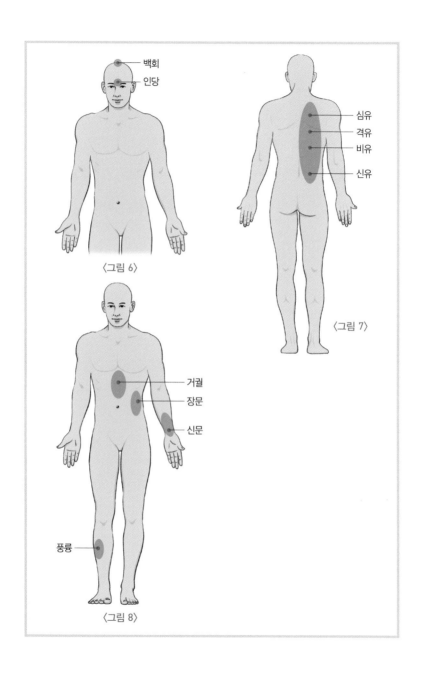

백회
인당

〈그림 6〉

심유
격유
비유
신유

〈그림 7〉

거궐
장문
신문

풍륭

〈그림 8〉

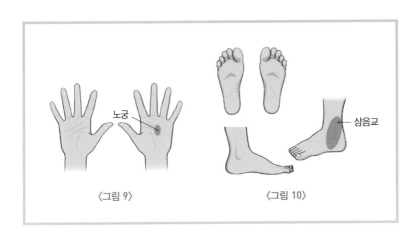

〈그림 9〉   〈그림 10〉

치매 예방과 치료를 위한 침

침은 우리 몸에 순환하는 기라는 에너지를 경락이라 하는 한의학적 체계를 통하여 다스리는 방법이다. 경혈을 자침하여 뇌와 척수로 구성된 중추신경을 자극하여 특정 화학 물질을 뇌, 척수, 근육 등으로 분비시킨다. 이때 분비되는 화학 물질은 생체적 균형을 되돌려 몸의 자기 치유력을 강화시킨다.

치매 치료에 많이 활용하는 혈자리는 백회를 포함한 머리 부위에 많으며, 이외에도 많이 활용하는 혈자리로는 사신총, 신정, 태계, 족삼리, 현종, 풍지, 태충, 내관, 수삼리, 신문, 삼음교, 혈해, 곡지, 기해 등이 있다.

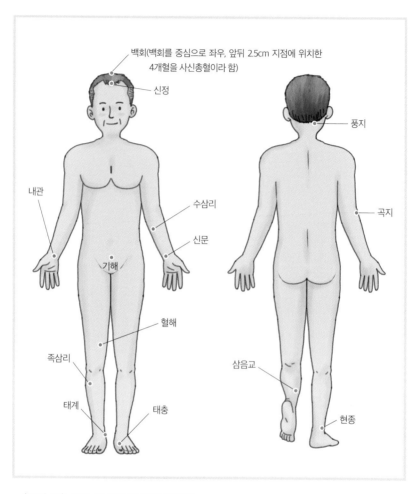

백회(백회를 중심으로 좌우, 앞뒤 2.5cm 지점에 위치한
4개혈을 사신총혈이라 함)

신정

풍지

내관

수삼리

신문

기해

곡지

혈해

족삼리

삼음교

태계

태충

현종

〈그림 11〉 치매 침 치료의 주요 혈자리

경혈을 자극하여 특정 화학 물질을 분비시켜 생체적 균형을 되돌려 몸의 자기 치유력을 강화시키는 것이 침 치료의 원리이다. 치매 침 치료의 혈자리에는 백회, 사신총, 신정, 태우, 족삼리 등이 있다.

인체의 면역력을 증강시켜 질병에 대한 치료 및 예방 효과를 얻는 한의학적 치료 관점에서 마니봉 요법이 개발되었다. 마니봉 요법은 이론 근거가 명확하고 사용법이 간단해 누구나 쉽게 배워 수많은 질병에 응용할 수 있으며 효과도 빠르다.

FAQ

|

치매에 대해
환자와 보호자들이 자주 물어보는
질문 5가지

01 어머니가 종종 건망증 증세를 보이고 울적하게 계실 때가 많습니다. 혹
시 치매인가요?

기억력 저하가 모두 치매는 아닙니다. 나이가 들면 젊었을 때에 비해
기억력이 떨어집니다. 자신이 잊어버렸다는 것을 안다면 그건 단순한
건망증입니다. 그러나 자신이 했던 일을 통째로 잊어버리거나 전혀 기
억하지 못한다면 치매를 의심해야 합니다.

한편 노인 우울증의 경우 슬프거나 우울한 기분을 느끼기보다는 기분

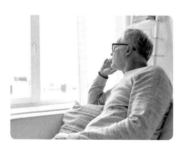

저하와 의욕과 집중력 떨어지는
것이 특징입니다. 노인 우울증의
경우 치료를 하면 치매와 비슷한
증상이 확실하게 개선이 됩니다.

02 초기 치매 진단을 받은 후 병원 처방에 따르며 큰 무리 없이 생활하고 있습니다. 최근 불면증과 수면 장애가 생겨 힘이 듭니다. 어떻게 하나요?

치매 환자의 경우 수면 장애에 걸릴 위험이 높습니다. 밤에 잠이 줄고 낮에 꾸벅꾸벅 조는 모습을 보이는 경우가 많습니다. 치매 병증이 진행되면 한밤중에 큰소리를 지르거나 TV를 크게 틀거나 '지금 나가야 한다'며 밖으로 나가려고 하는 증상을 보이기도 합니다.

수면 장애를 개선하기 위해서는 낮에 활동하는 양을 늘리는 것이 가장 좋습니다. 낮에 햇빛을 쐬어 체내의 시계를 정상화하고 밤에는 정해진 시간에는 가능한 TV 등을 끄고 실내를 조용하게 합니다. 또한 샤워나 족욕 등을 한 후 잠들기 편한 분위기를 조성해야 합니다. 그러나 낮밤이 뒤바뀌는 현상이 계속될 경우 담당 의사와 상의하여 수면제를 처방 받을 것을 권합니다.

03 치매 환자인 아버지가 밖에 나가 길을 잃어버려 어렵게 찾았던 적이 있습니다. 자꾸 밖으로 나가 배회를 합니다. 왜 이러시는 건가요?

실종이나 길거리 배회는 치매 환자에게서 적지 않게 볼 수 있는 장면입니다. 아무 의미 없이 걸어 다니는 것으로 보이지만 환자 본인에게는 목적이 있어서 걸어 다니는 경우가 많습니다. 문제는 치매 환자는 인지 능력과 판단력이 떨어지기 때문에 길을 잃어버리거나 사고가 나기 쉽다는 점입니다. 또한 가족을 잃어버릴 위험도 상당히 높습니다. 집안에서도 의미 없이 돌아다니는 것 같은 모습을 보이는데 이를 말리면 화를 내기도 합니다.

인지 능력이 떨어져서 가야 할 방법이나 거리, 집을 구분하지 못해서 집안과 밖에서 배회하는 경우가 많습니다. 자신의 집이 아니라고 생각해서 밖으로 나가는 경우도 있습니다.

못 나가도록 집에 자물쇠를 채우고 감시하는 것, 배회하는 환자를 억지로 집에 데리고 가려고 하는 것은 잘못된 대응입니다. 배회의 목적을 물어보고 안정되면 같이 집으로 돌아가야 합니다. 배회하다 실종되는 것을 예방하기 위해서 다음의 행동들이 도움이 될 수 있습니다.

1) 집밖으로 나갔을 때 도움을 받을 수 있도록 이웃과 교류하기
2) 전단지를 만들 수 있도록 환자 사진을 자주 찍어 두기
3) 소지품에 이름과 주소를 적어 두기
4) 대화나 노래를 부르면서 함께 산책하기
5) 집안 장소를 잘못 찾는 경우라면 문에다 '안방' '화장실' 등을 크게 써서 붙여 두기

04 예전에는 성격이 조용하고 화내시지 않았는데 치매에 걸린 후 흥분하고 화를 내는 일이 많습니다. 어떻게 해야 하나요?

화를 내고 흥분하는 것, 폭력적으로 변하는 것은 치매 증상 중 하나입니다. '저 사람이 나한테 욕을 했다', '내 물건을 훔쳐갔다'는 등의 망상으로 화를 내기도 합니다. 이런 때 '환자라서 또 저렇게 흥분한다'는 식의 무시하는 태도나 '그만하라'는 강압적인 대응은 환자의 상태를 더욱 안 좋게 만듭니다. 따라서 환자가 흥분하거나 화를 내면 침착하게 대응하고 상냥하게 대화하며 달래주는 것이 좋습니다.

05 깔끔했던 성격인데 쓰레기를 버리지 못하고 쌓아두십니다. 필요 이상으로 물건을 많이 사기도 하십니다. 왜 이러시는 건가요?

쓰레기나 버려야 할 물건을 버리지 않고 쌓아 두는 것은 인지 장애 때문입니다. 쓰레기를 쓰레기로 인식하지 못해 생기는 것입니다. 그래서 반대로 중요하고 비싼 물건을 그냥 내다 버리는 경우도 있습니다. 필요 이상으로 물건을 사는 것은 기억력의 문제일 수 있습니다. 샀다는 것을 잊고 또 사는 것입니다. 그러나 치매가 아니어도 나이가 들면 후각이나 시각 기능이 떨어지기 때문에 집안이 지저분해 지는지 음식이 상하는지에 대한 감지가 느려져 예전처럼 깨끗하지 못할 수 있고 냉장고에 음식이 상하도록 내버려둘 수가 있습니다.

치매 환자가 쓰레기에 집착하며 버리지 않고 쌓아둘 때는 몰래 버리거나 그 쓰레기를 갖고 싶으니까 달라고 해서 처리하는 방법을 씁니다.

도파민은 뇌의 흑질(멜라닌 색소를 함유해서 검은색을 띈다)에서

만들어진다. 도파민을 만드는 신경세포가

노화 등의 여러 이유로 사라지게 되어 발병하는 것이 파킨슨병이다.

뇌의 노화가 시작되어 흑질 신경세포가 망가져

도파민의 양이 줄어들면 파킨슨병에 걸린다.

Part 2

파킨슨병

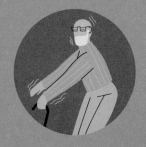

Chapter 4

알고 나면
두렵지 않은
파킨슨병의 정체

01

파킨슨병이란
어떤
질환인가

파킨슨병(Parkinson's disease)은 영국의 의사 제임스 파킨슨이 1817년 처음으로 보고한 데서 이름 지어진 질병이다. 당시에는 거의 주목받지 못했지만 200여 년이 지난 오늘날 파킨슨병 환자가 급격히 늘어나면서 이제는 50세 이후에는 100명당 한 명이 걸릴 정도로 흔한 질병이 되어 버렸다.

파킨슨병은 치매와 더불어 대표적인 뇌신경 변성 질환으로 퇴행성 뇌 질환의 일종이다. 파킨슨병은 뇌의 신경전달물질인 도파민을 생성하는 신경세포들이 소실되어 운동 기능 등에 장애를 일으킨다. 파킨슨병은 특정한 사람만이 걸리는 병이 아니라 나이를 먹으면 누구나 겪을 수 있는 질병이다.

세계 권투 역사상 가장 위대한 선수로 꼽히는 무하마드 알리, 젊은 시절 축구선수로도 활동했고 대중적으로 가장 인기가 많던 교황으로 꼽히는 요한 바오로 2세 등이 파킨슨병으로 고생한 사실은 이미 잘 알려져 있다. 청춘 스타였던 영화배우 마이클 J. 폭스는 30대 후반부터 파킨슨병을 앓기 시작했다고 한다.

어떤 증상을 보이는가?

파킨슨병에 걸리면 손을 떠는 증상부터 시작하여 근육 경직으로 인해 행동이 느려지고 더뎌진다. 초기에는 얼굴 표정이 없고 말이 어눌해진다. 걸을 때 팔 흔들림이 작아진다. 느려진 행동, 구부정한 자세, 등 경직, 굽은 팔꿈치와 손목, 가면 쓴 듯한 무표정한 얼굴, 앞으로 기운 가슴과 상체, 짧고 더딘 발걸음, 다리 떨림 등이 대표적인 파킨슨병의 증세다. 4대 증상으로는 손발 떨림, 근육 경직, 동작 느려짐, 자세 반사 장애를 꼽는다.

파킨슨병의 대표 증상
❶ 손발 떨림
❷ 근육 경직
❸ 동작 느려짐

❹ 자세 반사 장애

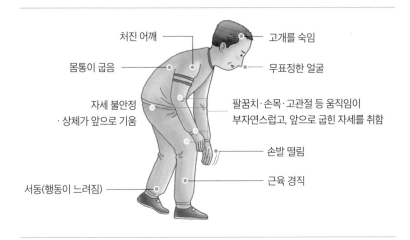

처진 어깨

고개를 숙임

몸통이 굽음

무표정한 얼굴

자세 불안정
·상체가 앞으로 기움

팔꿈치·손목·고관절 등 움직임이
부자연스럽고, 앞으로 굽힌 자세를 취함

손발 떨림

근육 경직

서동(행동이 느려짐)

〈그림 12〉 파킨슨병의 주요 증상

손발 떨림, 근육 경직, 동작 느려짐, 자세 반사 장애는 파킨슨병의 주요 4대 증상이다. 근육 경직과 운동 장애로 인해 잘 걷지 못하여 종종걸음을 보이는 것도 흔히 볼 수 있는 증상이다. (자료 : 보건복지부 대한의학회)

움직이고 멈추고, 도파민과 아세틸콜린

파킨슨병은 유전적, 환경적 요인 등이 복합적으로 작용해서 발병하는데 그 원인은 뇌의 신경전달물질인 도파민이 줄어들기 때문이다. 최근에 고령화가 진행됨에 따라 파킨슨병 환자가 늘어난 원인의 하나로 노화에 따른 뇌의 동맥경화 등으로 혈류가 나빠지고 뇌의 신경세포 작용이 떨어지는 이유도 있다. 뇌는 신경세포로 이루어진 세포 덩어리다. 뇌로 들어오는 정보와 뇌에서 내보내는 명령은 신경세포를 통해 주고받으며 신경전달물질이 신경세포 사이를 이어준다. 즉 상류에 해당하는 신경세포에서 내보낸 신경전달물질이 하류의 신경세포에 있는 수용체에 도달함으로써 정보가 전달되는 것이다.

신경전달물질 중 우리 몸의 운동과 관련된 것으로 몸을 움직이게 하는 도파민과 몸이 움직일 때 동작을 억제하게 하는 아세틸콜린이 있다. 이 두 가지 물질이 뇌의 명령을 신경에 전달해 최종적으로 몸을 움직이고 멈추게 한다. 이때 도파민과 아세틸콜린 간의 균형이 깨지게 되면 뇌의 명령이 신경에 원활히 전달되지 않아 여러 문제가 생긴다. 파킨슨병 환자에게 나타나는 손발 떨림과 근육 경직, 서동증(느린 행동) 등의 증상은 바로 이 때문이다.

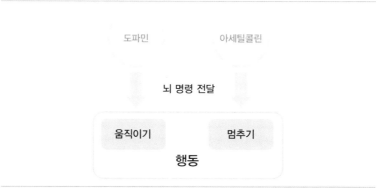

〈도표 4〉 도파민과 아세틸콜린의 역할
도파민과 아세틸콜린 간의 균형이 깨지면 뇌의 명령이 신경에 원활히 전달되지 않아 손발 떨림과 느린 행동 등이 발생한다.

나이가 들수록 도파민은 줄어든다.

도파민은 뇌의 흑질(멜라닌 색소를 함유해서 검은색을 띈다)에서 만들어진다. 도파민을 만드는 신경세포가 노화 등의 여러 이유로 사라지게 되어 발병하는 것이 파킨슨병이다. 뇌의 노화가 시작되어 흑질 신경세포가 망가져 도파민의 양이 줄어들면 파킨슨병에 걸린다. 대체로 흑질 신경세포가 망가져 방출되는 도파민의 양이 정상치의 20% 이하가 되면 파킨슨병의 증상이 나타나기 시작한다.

흑질은 뇌의 줄기, 즉 뇌간이라는 부위의 좌우에 하나씩 있고 아주 작은 조직이며 신경섬유에 의하여 선조체라는 곳에 연결이 된다. 선조체는 우리가 몸을 움직일 때 '어느 근육을 어떻게 움직여라' 하는 명령을 내리는 곳이다. 선조체로부터 신경전달물질인 도파민이 방출되어 운동 신호가 몸 구석구석까지 전달되어 행동한다.

그렇다면 흑질의 신경세포는 왜 줄어들게 될까? 누구나 나이를 먹게 되면 뇌의 신경세포가 줄어들고 도파민을 만드는 흑질도 예외가 아니다. 실제로 도파민은 나이가 적을수록 더 많이 분비되며 나이가 들어갈수록 그 양은 줄어든다. 그래서 '120세가 되면 결국 도파민이 고갈되어 누구나가 파킨슨병에 걸린다'라고 한다.

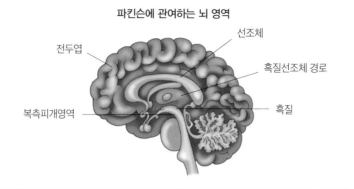

파킨슨에 관여하는 뇌 영역

전두엽

선조체

흑질선조체 경로

복측피개영역

흑질

〈그림 13〉 흑질과 선조체

파킨슨병은 신경전달물질인 도파민이 줄어들기 때문에 발생한다. 도파민은 흑질에서 만들어지며 선조체로 연결된다.

흑질 신경세포가 줄어드는 이유

노화 외에 흑질의 신경세포가 줄어드는 이유가 있을까? 평소 먹는 음식, 지속적인 스트레스와 우울한 감정 상태, 불필요한 약물의 남용이나 자신도 모르게 자주 접하게 되는 독성 화학 물질, 잦은 음주와 흡연 등을 원인으로 추측하기도 하지만 현재까지 완전하게 밝혀진 것은 없다.

인체의 세포 가운데 있는 미토콘드리아의 기능이 떨어져 유해한 활성산소가 과잉되어 뇌를 손상시키는 것이라는 추측도 거론되고 있다. 미토콘드리아는 세포 소기관의 하나로 세포 호흡 및 에너지 대사에 관여한다. 우리 몸의 에너지 생산 공장이라고 할 수 있다. 호흡이 활발한 세포일수록 많은 미토콘드리아를 함유하고 있다.

파킨슨병은 치매와 더불어 대표적인 뇌 신경변성 질환이며 퇴행성 뇌 질환의 일종으로 뇌의 신경전달물질인 도파민을 생성하는 신경세포들이 소실되어 운동 기능 등에 장애를 일으키는 질환이다.

60세 이상이
파킨슨병에
많이 걸리는 이유는

　왜 60세 이상의 노인이 파킨슨병에 많이 걸릴까? 바로 자율신경 균형이 깨지면서 뇌 혈류가 나빠지기 때문이다. 대부분 파킨슨병은 50~60대의 중년기에서 노년기로 접어드는 시기에 발병한다. 세계적으로는 60대가 파킨슨병의 절정이라고 일컬어진다. 60세가 넘으면 뇌의 동맥경화 경향이 나타나고 뇌 혈류가 나빠진다. 따라서 뇌 신경세포에 영양이나 산소가 충분히 전달되지 않으므로 세포 기능이 떨어진다. 당연히 신경전달물질의 분비도 약해지고 세포 자체도 죽어간다. 이것이 파킨슨병을 일으키는 원인의 하나이다.

자율신경과 파킨슨병과의 관계

인간에게는 자율신경이라고 하여 의지와 상관없이 위장 등의 내장 또는 혈관의 작용을 지배하는 신경이 있다. 자는 동안 의식하지 않아도 심장 박동이 멈추지 않고 자연스럽게 호흡하는 것은 이 자율신경 때문이다. 이렇듯 자율신경은 심장 박동, 호흡, 소화, 눈물과 침 분비 등을 조정한다. 또한 신체가 위급한 상황에 뇌를 거치지 않고 빠르게 반응할 수 있는 신경이기도 하다.

자율신경에는 교감신경(주로 낮에 활동하는 신경)과 부교감신경(주로 밤에 활동하는 신경)의 두 종류가 있다. 교감신경은 격한 운동을 하거나 위급한 상황에 대비하고 반응하는 신경이며, 부교감신경은 위장의 소화와 흡수처럼 신체 에너지를 절약하고 저장하는 작용에 관여한다. 교감신경과 부교감신경의 균형으로 몸의 안정성이 유지된다.

파킨슨병은 교감신경의 지나친 긴장으로 일어난다. 나이가 들게 되면 우리 몸의 교감신경이 자연히 긴장 상태로 들어간다. 이러한 변화가 파킨슨병을 일으키기 쉽게 만들며 요통이나 어깨, 무릎 통증, 위장병, 우울증 등의 약을 장기간 복용하는 경우도 교감신경의 지나친 긴장을 초래하는 원인이 된다.

유전성이 많은 젊은층 파킨슨병

젊은 연령에서 발병하는 '젊은층 파킨슨병'의 경우에는 대부분 유전성이 많다. 보통 유전성이라는 말을 들으면 '부모님이 파킨슨병이라면 나도 반드시 파킨슨병에 걸리게 되겠지'라는 불안감에 사로잡힐 수도 있다. 하지만 젊은층에서 발병하는 파킨슨병은 유전적 원인만으로 발병하는 것은 아니고 여기에는 복잡한 여러 인자가 관여하여 발병한다.

또한 개인마다 질병이 진행하는 속도에 차이가 있는 것이 파킨슨병의 특징이다. 파킨슨병에 걸렸다는 사실을 알고 나서 수년간 거의 진행하지 않는 사람이 있는 반면 수년 사이에 거의 걷지 못할 정도로 진행하는 경우도 있다. 따라서 단순히 부모님이 파킨슨병이었거나 파킨슨병으로 진단받았다고 해서 두려워할 필요는 없다.

🔋 한 번 더 알아두기

파킨슨병의 진행 속도는 개인마다 차이가 있다. 진단 후에도 수년간 거의 진행하지 않는 사람이 있는 반면 수년 사이에 거의 걷지 못할 정도로 진행하는 경우도 있다.

파킨슨병에
걸리면
수명이 단축되는가

파킨슨병은 치매, 뇌졸중과 함께 우리나라 3대 노인성 질환이다. 또한 백혈병, 혈우병, 면역결핍증 등과 함께 희귀 난치성 질환에도 포함되어 있다. 파킨슨병이 나타나면 자기도 모르는 사이에 서서히 행동에 제한이 오고 결국에는 몸이 완전히 말을 듣지 않아 움직일 수 없게 되는 질환으로 알려져 있다. 3대 노인성 질환에 희귀 난치성 질환으로 꼽히지만 파킨슨병으로 진단받는다고 해서 결코 비관하거나 절망할 필요는 없다. 파킨슨병의 진행은 개인차가 크기는 하지만 비교적 얌전하다. 게다가 많은 연구 기관에서 심심치 않게 치료약이 개발되고 있다.

또한 파킨슨병을 가지고 있는 사람이나 없는 사람이나 평균 수명과 사망률에는 전혀 차이가 없다. 파킨슨병은 암과 같은 질병처럼 환자의 목숨을 단축시키는 질병이 아니다. 그러므로 조기에 발견하여 자기 자신에게 맞는 약이나 재활 치료, 침 치료 등을 받으면서 긍정적이고 활기찬 마음가짐으로 건강한 일상을 보낸다면 질병의 진행을 늦추는 것이 충분히 가능하다.

다만 파킨슨병 환자의 약 40% 정도는 발병 후기에 치매를 동반하고 정신병 증상과 우울 증상도 같이 겪게 되므로 이에 따른 진단과 치료가 매우 중요하다는 점은 유의해야 한다.

생활 속 파킨슨병 예방법, 여유 갖기

하루에 커피를 한 잔 이상 마시는 사람이나 하루에 담배를 한 갑 이상 피우는 사람은 파킨슨병 발병률이 적다는 연구 결과가 있다. 커피나 담배가 파킨슨병 예방에 효과가 있다는 것이 아니다. 이는 바쁜 와중에도 커피 한 잔을 마시거나 담배를 피우는 여유를 가지는 것이 파킨슨병 예방에 중요하다는 사실을 보여준다. '아무리 바쁘더라도 숨은 좀 쉬어 가며 하자'는 여유를 가진 사람들은 파킨슨병에 잘 걸리지 않는다는 의미이다.

세심하고 꼼꼼한 성격이 파킨슨병을 부른다.

성격이 너무 세심하면 파킨슨병 증상이 나타나기 쉬우며 치료도 잘 되지 않는다. 해야 할 일을 수첩에 꼼꼼히 적어 체크하며 사는 사람, 모든 일을 꼼꼼하게 챙겨야 하는 빈틈없는 성격의 소유자, 여유가 없는 성격을 가진 사람의 경우 파킨슨병 치료에 잘 반응하지 않는 경향이 있다.

따라서 매사에 여유를 가지고 즐기는 것이 무엇보다 중요하다. 고집부리면서 집착하면 사용하지 않아도 될 도파민까지 소비하게 되고 도파민이 바닥나게 되면 인체의 균형이 깨진다. 파킨슨병에 걸리기 쉽고 당연히 치료는 어렵게 된다.

진단 후라도 스트레스받지 말고 즐거운 마음으로 치료에 임하는 것도 중요하다. '손이 떨려서 못한다', '움직임이 자연스럽지 않으니 하기 싫다'는 등의 부정적인 마음은 좋지 않다. 행동이 제한적이더라도 취미와 일을 즐기면서 가능한 여유를 가지면서 생활하는 것이 중요하다. 건강한 사람은 도파민의 감소 속도가 느려 일상에 지장을 주지는 않는다.

파킨슨병에 걸린다고 수명이 단축되진 않는다. 따라서 긍정적인 마음으로 건강한 일상을 보낸다면 질병의 진행을 늦추는 것이 충분히 가능하다. 다만 파킨슨병의 약 40% 정도는 후기에 치매를 동반하므로 이에 따른 진단과 치료가 매우 중요하다.

04

파킨슨병의
대표 증상 1
손발 떨림

영국 의사 제임스 파킨슨이 1817년에 처음으로 보고할 때 파킨 슨병의 이름은 진전마비(振顫麻痺, Paralysis Agitans)였다. '진전'은 '떨 림'이란 뜻인데 이는 파킨슨병 환자들이 공통적으로 보이는 양상이 다. 손발 떨림, 근육 경직, 동작이 느려짐(서동), 자세 반사 장애는 파 킨슨병의 4대 증상으로 꼽는다. 4대 증상 외에도 몇 가지 특징적인 증상이 있다. 단순히 손발이 떨리거나 근육이 경직되는 것, 동작이 느려지는 것으로는 파킨슨병을 진단할 수 없다.

여기서는 파킨슨병의 대표적인 증상 중 손발 떨림에 대해서 알아 보자.

떨림 증세는 어떤 것인가

파킨슨병에 걸렸을 때 보통은 한쪽 손이나 다리가 떨리는 것으로 시작하는 경우가 많다. 오른쪽이나 왼쪽 중 한쪽 손이나 발부터 떨림이 시작된다. 가만히 있을 때나 힘을 빼고 있을 때, 즉 안정적인 상태일 때 떨림이 나타난다. 그리고 긴장하면 떨림이 더 심해진다. 떨림은 1초에 5회 정도로 천천히 규칙적으로 나타난다. 자고 있을 때는 멈추고 깨어나면 떨리기 시작한다. 환자 본인은 자각하지 못하고 주변 사람들이 먼저 지적해 주는 경우가 많다.

파킨슨병 떨림의 특징, 규칙적인 떨림

추울 때나 긴장할 때 몸이 떨리는 경험은 누구나 한다. 그러나 파킨슨병에서 떤다는 것은 다르다. 가만히 있을 때, 즉 아무것도 하지 않고 가만히 있을 때, 힘을 빼고 있을 때, 누워 있을 때, 편안하게 쉬고 있을 때 떨리는 증상을 보인다. 스스로 떤다는 것을 의식한다든지, 다른 동작을 취하려고 하면 떨림이 멈추거나 가볍게 되는 경우가 많다. 특히 누우면 떨림이 나타나지만 잠이 들면 멈추게 된다. 그러나 눈을 뜨면 그 떨림이 다시 시작된다. 대부분 1초에 5회 정도 떨리는데, 떨림이 규칙적인 것도 파킨슨병 떨림의 한 특징이다.

필 롤링

엄지와 다른 손가락을 모아 비비는 듯한 독특한 떨림을 나타내는 경우도 있다. 그 모습이 환약을 둥글게 비비는 것과 닮았다고 하여 필 롤링(Pill Rolling, 알약 돌리기)이라고 부르기도 한다.

떨림 증세의 진행

떨림은 처음에는 한쪽 손이나 다리에서 시작된다. 진행이 되면서 점점 떨림의 범위도 커지면서 떨림의 시간도 차츰 늘어난다. 심해지면 아래턱이 떨리기까지 한다. 들고 있는 찻잔이 떨리기 시작하고 식사 중에도 숟가락이나 젓가락 사용이 불편해진다. 심리적으로 긴장이 더해지면 떨림도 심해진다.

'날개 치는 떨림'으로 판단하기

떨림이 증상으로 나타나는 질병은 파킨슨병 외에도 많이 있다. 동작을 할 때 떨리거나 머리 또는 목소리가 떨리는 것은 다른 질환일 가능성이 높다. 가만히 있을 때 나타나는 떨림은 파킨슨병 환자 중 70~80% 비율로 나타나는 증상이다. 예를 들면 의자에 앉아 두 손을 넓적다리나 무릎 위에 올려놓았을 때 떨리거나 걸을 때에 손가락을 모아 알약을 굴리는 듯한 모습으로 떤다면 파킨슨병을 의심해야 한다.

파킨슨병인지 아닌지를 판단할 때 팔을 수평으로 하고 팔목을 직각으로 구부렸을 때 떨림이 나타나는 '날개 치는 떨림'의 유무를 살피기도 한다.

본태성 진전 · 기립성 진전과의 차이

파킨슨병의 떨림과 혼동하기 쉬운 것 중에 '본태성 진전'이라는 질병이 있다. 이 병은 글을 쓰려고 할 때나 볼펜을 들고 올린다든지, 뭔가의 동작을 할 때 떨림이 나타난다. 또한 머리가 떨린다거나 목소리가 떨리는 경우도 있다. 그러나 파킨슨병에서는 머리의 떨림이나 목소리의 떨림은 거의 없다. 다만 목소리가 작아지는 경우는 흔하다.

또한 파킨슨병의 떨림은 동작을 할 때 대부분 멈추어지기 때문에 일상에서의 불편함은 사실 별로 없다. '기립성 진전'은 파킨슨병의 증상과는 다르게 일어설 때 다리나 몸이 크게 흔들리거나 떨리는 증상이 발생한다. 때문에 떠는 것이 파킨슨병의 큰 특징 중에 하나이지만 떠는 것 자체가 바로 파킨슨병으로 연결되지는 않는다.

파킨슨병에서의 떨림 증상 특징

❶ 한쪽 손이나 다리가 떨리는 것으로 시작을 알리는 경우가 많다.

❷ 가만히 있을 때나 힘을 빼고 있을 때에 떨림이 나타난다.

❸ 긴장하면 떨림이 더 심해진다.

❹ 1초에 5회 정도로 천천히 규칙적으로 나타난다.

❺ 좌우 어느 한쪽 손이나 발부터 떨림이 시작된다.

❻ 자고 있을 때는 멈추고 깨어나면 떨리기 시작한다.

❼ 필 롤링 동작의 떨림이 나타난다.

❽ 환자 본인은 자각하지 못하고 주변 사람들이 먼저 지적해 주는 경우가 많다.

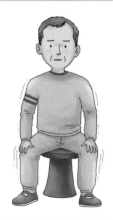

〈그림 14〉 파킨슨병의 주요 증상

한쪽 손이나 다리가 떨리는 것으로 시작을 알리는 경우가 많다. 가만히 있을 때나 힘을 빼고 있을 때에 떨림이 나타나는 등의 특징이 있다.

- 손발 떨림, 근육 경직, 동작이 느려짐, 자세 반사 장애는 파킨슨병의 4대 증상이다.
- 파킨슨병에서는 머리의 떨림은 거의 나타나지 않는다. 이뿐만 아니라 파킨슨병에선 목소리가 작아지는 경우는 있어도 목소리가 떨리는 경우는 없다.
- 파킨슨병인지 아닌지를 판단할 때 팔을 수평으로 하고 팔목을 직각으로 구부렸을 때 떨림이 나타나는 '날개 치는 떨림'의 유무를 살피기도 한다.

05

파킨슨병의
대표 증상 2
근육 경직

　이번에는 파킨슨병의 대표적인 증상 중 근육이 뻣뻣하게 굳는 것, 즉 근육 경직에 대해 알아보자.

　근육이 뻣뻣해지는 것은 근육이 뭉치고 굳는 느낌을 말한다. 파킨슨병 초기부터 자주 나타나는 것이 근육의 뻣뻣함이다. 어깨나 팔, 허리, 무릎, 손가락 등의 근육이 굳어져 부드러운 동작이 어려워진다. '어깨나 목을 잘 움직일 수 없어요.' '무릎을 폈다 굽히는 게 자연스럽지 않아요.' '손목이나 손가락이 부드럽게 움직이지 않아요.' '고개를 돌리는 게 어려워요.' 등의 증상은 파킨슨병 환자들이 근육 경직으로 호소하는 증세들이다.

일반적으로 파킨슨병은 몸의 떨림으로 알아챘다고 생각하기 쉽지만 실제로 질병의 시작과 더불어 흔하게 나타나는 것이 이 근육 경직 증상이다.

허리와 어깨의 통증은 뻣뻣해진 근육 때문

어떤 환자들은 초기 단계에서 '어깨가 아프다', '허리가 아프다' 등의 통증을 호소한다. 이런 통증은 등 가운데 근육이 굳어져 어깨나 허리를 움직이기 어려워 부담을 느끼기 때문에 발생하는 통증이다. 이런 통증이 파킨슨병 때문에 생긴 것이라고 생각하지 못한다. 그래서 어깨나 허리 통증을 느끼면 보통 정형외과 등에서 통증을 줄이는 진통제를 처방받는다. 그런데 진통제를 사용함으로써 오히려 파킨슨병의 증상이 진행되어 버리는 경우가 많다.

허리나 어깨 근육통 같은 통증으로 환자 스스로가 파킨슨병을 알아차리기는 쉽지 않다. 근육 경직으로 오는 통증이지만 단순한 근육통 정도로 여겨 관절이나 류머티즘 전문 병원의 치료나 한의원 침 치료를 받다가 떨림이 나타나기 시작하면 그제야 '아, 이상하네. 단순히 허리가 아픈 게 아닐지도 모르겠다'라며 신경과 진료를 받게 되는 경우가 흔하다.

얼굴 근육이 굳어 생기는 무표정

파킨슨병 환자들은 주위 사람들에게 얼굴에 표정이 없다는 지적을 받기도 한다. 눈도 잘 깜빡이지 않는데 이 역시 얼굴 근육이 뻣뻣해져서 발생하는 증세이다. 얼굴 근육이 굳어지는 것은 비교적 초기부터 나타나는 파킨슨병 증상이다. 환자 본인은 눈치 채지 못하는 경우가 대부분이지만 웃으려고 하더라도 볼 근육이 움직이지 않는다. 그렇기 때문에 가면을 뒤집어쓴 듯이 화가 난 얼굴로 보인다. 환자의 가족들에게 물어보면 '그러고 보니 요즘 표정이 없다는 생각이 들었다'는 등의 대답을 들을 수 있다.

뻣뻣한 근육 때문에 발생하는 증세는 이외에도 다양하다. 어깨나 목 관절이 잘 움직이지 않게 되는 것, 무릎이나 손목, 손가락이 부드럽게 움직이지 않는 것, 다리를 펴고 구부리는 동작이 예전 같지 않은 것 등이다.

떨림보다 더 많이 나타나는 '뻣뻣한 근육' 증상

파킨슨병 환자는 근육경직이나 근육이 굳는 증상은 빼놓을 수 없는 가장 핵심적인 증상이다. 우리가 알고 있는 4대 증상 중에 하나인 근육 떨림의 증상은 가끔은 나타나지 않는 경우도 있다. 초기에는 환자 스스로 자각하는 경우가 거의 없어서 가벼운 경우에는 모르게 지나치는 경우도 흔하다.

파킨슨병에서의 뻣뻣한 근육 특징

❶ 어깨나 팔을 자연스럽게 움직이는 것이 안 된다.

❷ 무릎을 폈다 구부렸다가 하기가 자연스럽지 않다.

❸ 손목과 손가락 움직임이 자연스럽지 않다.

❹ 허리나 어깨의 통증을 느낀다.

❺ 사람들로부터 무표정하다는 말을 듣는다.

❻ 눈 깜빡임의 횟수가 적어졌다.

❼ 웃거나 찡그리는 등의 표정 짓는 것이 자연스럽지 않다.

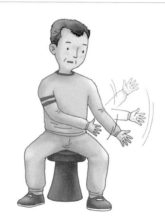

〈그림 15〉 파킨슨병의 뻣뻣한 근육 특징

어깨나 팔을 자연스럽게 움직이는 것이 안 되며, 손목과 손가락 움직임이 자연스럽지 않다.
허리나 어깨의 통증이 생기는 등의 특징이 있다.

파킨슨병은 몸의 떨림으로 알아챈다고 생각하기 쉽지만 실제로 질병의 시
작과 더불어 흔하게 나타나는 것이 근육 경직으로 인한 증세들이다.

06

파킨슨병의
대표 증상 3
동작 느려짐

이번에는 파킨슨병의 증상으로 동작이 느려지는 것에 대해 알아보자.

'파킨슨병 환자의 움직임은 마치 슬로모션을 보는 듯하다'고 표현하는 사람도 있다. 동작이 둔해지는 것, 재빠르게 움직여야 할 때 그렇게 하지 못하는 것, 동작을 시작하기까지 시간이 걸리는 것, 걸음이 느려지고 어색한 것, 걸을 때 팔 움직임이 적은 것, 보폭이 상당히 짧은 것 등을 파킨슨병 환자에게서 볼 수 있다. 이외에도 글씨를 쓸 때 반듯하게 쓰지 못하며 뒤로 갈수록 글자가 점점 작아지는 것도 파킨슨병의 특징적인 증상이다.

움직임이 적어지는 과동, 없어지는 무동

움직임이 느려지고 동작을 시작할 때까지 시간이 걸리는 것을 과동(寡動)이라고 한다. 여기서 과는 '적을 과' 자다. 슬로모션 같은 상태를 과동이라 한다. 무동(無動)이라는 말은 글자 그대로 동작이 없다는 뜻이다. 예를 들어 파킨슨 환자의 움직임을 보면, 의자에서 일어나 걸을 때 일어나는 것도 느리고 일어나서 첫발자국을 내디딜 때까지 시간이 걸리며 발걸음을 떼더라도 느릿느릿 걷는다. 걸을 때 팔 움직임도 적다. 보통 사람들은 대화를 할 때 자연스럽게 손동작이나 고개 등을 움직이며 말한다. 그러나 파킨슨병 환자의 경우 대화할 때 이러한 움직임이 나타나지 않는다. 이는 전형적인 무동 증상이라고 할 수 있다.

과동과 무동 증상

말을 할 때 억양 없이 낮은 음성으로 소곤소곤 속삭이는 단조로운 말씨나 웅얼거리는 듯한 말투도 파킨슨병 환자에게서 볼 수 있는 특징 증세이다. 글자를 쓸 때도 점점 글자 크기가 작아지는 소자증 등도 대표적인 과동, 무동 증상으로 알려져 있다.

이외에도 지퍼나 단추 채우기가 힘들어지고 시간도 많이 걸리며 식사할 때 수저 사용이 불편해진다. 보행 시에 발을 앞으로 내밀기가 점점 힘들어지는 경우도 파킨슨 환자에게 흔히 보이는 과동과 무동 증상들이다.

동시에 두 가지 일을 하기 어려워한다.

과동과 무동 증상은 아니라 하더라도 두 가지 동작을 동시에 잘 진행할 수 없는 것도 파킨슨병의 큰 특징 중 하나이다. 예를 들어 전화를 하면서 책장을 넘긴다든지, 커피 마시면서 채널을 돌린다든지 등이 있다. 이렇듯 일상에서 아무렇지도 않은 동작이나 움직임이 부자연스럽게 되면 가족들이 '뭔가 이상한데?'라는 생각을 하게 되어 병원에 찾아와 파킨슨병으로 확진을 받는 경우가 많다.

파킨슨병에서의 과동과 무동 특징

❶ 동작이 둔해지고 재빠르게 움직이는 것이 원활하지 않다.

❷ 동작을 시작하기까지 시간이 걸린다.

❸ 보행이 느려지고, 어색하기도 하며 팔의 움직임도 줄어든다.

❹ 글씨를 쓸 때 뒤로 갈수록 작아지는 경향이 있다.

❺ 단순한데도 동시에 두 가지 일을 하기 어려워한다.

❻ 단추 잠그기 등을 어려워한다.

❼ 대화하면서 몸짓 표현이나 손동작이 없어진다.

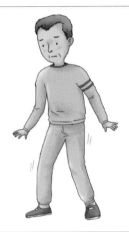

〈그림 16〉 파킨슨병의 동작 느려짐의 특징

동작을 시작하기까지 시간이 걸리며 보행이 느려지고, 어색하기도 하며 팔의 움직임도 줄어든다.

⊞ 한 번 더 알아두기

　과동이나 무동 증상은 아니라 하더라도 두 가지 동작을 동시에 잘 진행할 수 없는 것도 파킨슨병의 큰 특징 중 하나이다.

07

파킨슨병의
대표 증상 4
자세 반사 장애

이번에는 파킨슨병의 대표적인 증상 중 자세 반사 장애에 대해 알아보자.

몸의 균형을 잡을 수 없어 넘어지기 쉬운 것을 자세 반사 장애라고 하는데 파킨슨병 초기에는 그다지 나타나지 않지만 병이 진행되면서 눈에 보이기 시작한다. 주로 환자가 등을 구부린 채 앞으로 쏠린 모습으로 서 있게 된다. 이런 모습은 등 근육이 굳게 되고 복부 근육의 균형이 나빠지게 되면서 취하게 되는 자세이다. 근육이 경직되고 인체의 균형이 흐트러지면서 무릎을 조금 구부리게 되고 상체가 자연스럽게 앞으로 쏠린 자세가 되는 경우이다.

때문에 뒤틀린 균형을 잡으려고 등 근육을 무리하게 펴려고 한다든지 자세를 바르게 한다든지 하면 넘어지게 되는 경우도 자주 발생한다. 또한 질병이 더욱 진행되면서 몸이 옆으로 기울어지는 경우도 흔하다.

자세 반사 장애의 증세

대표적인 증세에는 어떤 것이 있을까? 몸의 균형을 잘 잡지 못하고 쉽게 넘어지며 증상이 진행되면 몸이 옆으로 기울기도 한다. 또한 걷기 시작하면 멈추거나 방향 전환이 어려워 달리듯이 앞으로 나가는 돌진 현상을 보이기도 한다. 돌진 현상이 나타나면 일단 발을 떼면 보통 사람들보다 더 빠른 걸음이 된다. 다른 사람이 팔꿈치나 손을 잡고 움직이려고 하면 타닥거리는 저항감도 생긴다. 등 근육이 굳어지고 복근이 약하게 되어 앞으로 점점 수그러지고 걸을 때는 작은 보폭으로 조작조작하게 움직이며 발이 그다지 높이 올라가지 않기 때문에 질질 끌게 된다.

파킨슨병의 재활치료

파킨슨병의 진행을 멈추기 위해서는 재활치료가 매우 유용하다. 재활치료는 약하게 된 복근을 어떻게든 단련시켜 강하게 하는 것이 중요한 포인트다.

일상에서 체조와 걷기 등의 운동을 꾸준히 하는 것도 필요하다. 파킨슨병에 있어서는 몸을 움직인다는 것 자체가 운동으로 연결이 된다. 대수롭지 않게 보일 수도 있지만 조금만 신경을 써도 분명 운동량에 있어서는 큰 차이가 있으므로 집안에서도 발동작과 팔동작을 의식하며 몸에 익혀보자.

파킨슨병의 정확한 진단법

임상적으로는 손발 떨림, 근육 경직, 동작 느려짐, 자세 반사 장애, 이렇게 파킨슨병의 네 가지 대표 증상 가운데 두 가지 이상 나타나면 파킨슨병이 확실하다. 그러나 유사 질환과의 감별을 위해 MRI, PET 등의 영상 검사나 혈액 검사 등을 통하여 다른 질병의 가능성도 확인해야 한다. 특히 뇌 양전자 단층 영상(brain PET / CT) 검사는 도파민 신경세포의 소실을 확인할 수 있어 파킨슨병을 좀 더 정확히 진단한다.

파킨슨병에서의 자세 반사 장애 특징

❶ 몸의 균형을 잘 잡지 못하고 쉽게 넘어진다.

❷ 증상이 진행되면 몸이 옆으로 기울기도 한다.

❸ 걷기 시작하면 멈추거나 방향 전환이 어렵게 된다.

❹ 달리듯이 앞으로 나가는 돌진 현상을 보이기도 한다.

❺ 다른 사람이 팔꿈치나 손을 잡고 움직이려고 하면 타닥거리는 저항감이 있다.

❻ 등 근육이 굳어지고, 배 근육이 약하게 되어 앞으로 수그러진다.

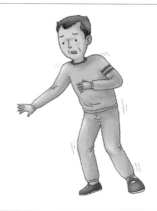

〈그림 17〉 파킨슨병의 자세 반사 장애 특징

몸의 균형을 잘 잡지 못하고 쉽게 넘어지고, 증상이 진행되면 몸이 옆으로 기울기도 한다. 걷기 시작하면 멈추거나 방향 전환이 어렵게 되는 등의 특징이 있다.

🔋 한 번 더 알아두기

파킨슨병에서 자세 반사 장애는 초기에는 그다지 나타나지 않지만 병이 진행되면서 눈에 보이기 시작한다. 주로 환자가 서 있을 때 등을 구부린 채 앞으로 쏠린 모습을 보인다.

08

파킨슨병의
대표 증상 5
변비와 기타 증상

앞서 손발 떨림, 근육 경직, 동작 느려짐, 자세 반사 장애가 파킨슨병의 네 가지 대표 증상이라 설명했다. 이외에도 파킨슨병에서 나타나는 증상들은 다양하다.

자율신경장애로 인한 변비, 배뇨장애 같은 신체적인 문제뿐만 아니라 우울증, 불면증 같은 정신적인 문제가 동반되는 경우도 있다. 다양한 문제적 증상들을 동반하지만 겁 먹을 필요는 없다. 이러한 증상들은 처음부터 나타나는 것은 아니며 모든 환자들이 모든 증상을 겪는 것도 아니다. 파킨슨병이라고 하면 가장 먼저 떠올리는 떨림 증상도 모든 환자에게서 나타나는 것은 아니다. 떨림이 없는 파킨슨병도 많다.

4대 대표 증상 외에 변비, 기립성 현기증, 혈압 저하, 배뇨 장애, 불면증, 우울증 등은 파킨슨병으로 인해 생길 수 있는 흔한 증상들이다. 이에 대해 알아보자.

변비

파킨슨병에 걸리면 내장의 기능을 조절하는 자율신경도 엉켜버린다. 이 때문에 파킨슨병의 4대 증상 같은 운동 기능 장애뿐만 아니라 몸의 여기저기서 부조화가 나타난다.

그중 변비는 파킨슨병 환자들이 가장 많이 호소하는 증세 중 하나다. 파킨슨병이 되어 교감신경이 우위에 있게 되면 혈관이 수축되어 혈류가 나빠지게 되고, 위장 기능도 저하되기 때문에 변비가 나타나게 된다. 보통은 변비가 파킨슨병의 증상이라고는 생각하지 못해 관리가 늦어지기도 한다.

기립성 현기증

스스로나 가족이 파킨슨병을 처음 인지하는 것은 대체적으로 손발 떨림이다. 근육의 뻣뻣함으로 통증 등을 느끼기 시작하고 손이나 발이 떨리기 시작하면서 '파킨슨병이구나'라고 짐작하게 된다. 그러나 일어설 때 느끼는 어지럼증, 즉 기립성 현기증도 파킨슨병 질환에서 자주 나타나는 증상이다.

자율신경은 하반신의 혈관을 수축시키고 상반신에 혈액을 내보내도록 뇌의 혈압을 조정한다. 이러한 덕분에 우리는 보통 일어나는 것이 어렵지 않다. 그러나 파킨슨병이 되면 자율신경이 제대로 작동하지 않기 때문에 일어서는 순간 급격하게 뇌의 혈압이 내려가면서 기립성 현기증이 생기게 된다.

혈압 저하

파킨슨병이 되면 혈압의 변동이 잘 일어나는데 일반적으로 혈압이 낮게 되는 경향으로 나타난다. 그래서 고혈압이었던 환자가 파킨슨병에 걸릴 경우 혈압이 정상으로 돌아오는 경우가 종종 일어난다. 지금까지 줄곧 혈압이 높았지만 특별한 이유도 없이 혈압이 내려갔다고 좋아하는 이들이 있다면 한번쯤 파킨슨병을 의심해 볼 필요도 있다.

배뇨 장애

파킨슨병의 초기에는 증상이 없는 경우가 많지만 진행이 되면서 점점 자율신경의 조정 능력에 혼란이 오면서 빈뇨증(배뇨 횟수가 많아지는 증상)이 발생하기도 하고 반대로 배뇨에 곤란을 겪거나 소변실금이 나타나기도 한다.

냉증과 부종 등

자율신경에 문제가 생기면서 혈행이 나빠지고 손발이 차가워지며 발이 붓는 경우도 있게 된다. 땀이 잘 나오지 않으므로 더운 날에는 체내에 열이 많이 쌓여 발열이 나타나는 경우도 있다. 몸에서는 땀이 나지 않지만 얼굴에는 땀이 흐르기도 하여 얼굴이 번들거리는 느낌이 들 때도 있고 침을 넘기는 삼킴 작용이 둔화되어 침을 흘리는 일도 늘어날 수 있다.

또한 병이 진행되면서 식사 장애가 생기는 경우도 있으며 수족의 변형이나 눈이 짓무르는 경우도 발생한다.

우울증과 기억력 · 의욕 저하

파킨슨병 환자의 기저에 깔린 감정 상태는 우울증으로 환자 50% 이상에서 우울증 증상이 보고된다. 파킨슨병 증상이 진행되면 주변 환경이나 사물, 사람들에 대하여 무관심하게 된다. 또한 뭔가 하고 싶은 의욕이 없어진다. 주의력이 없어지고 산만하게 되며, 기억력도 저하된다. 기력이 떨어지는 등의 정신적 증상을 겪는 경우가 많다.

불면증과 환시

환자에 따라서 밤에 잠을 이루지 못해 고생하거나 실제는 보이지 않는데도 어떤 물체가 보인다고 하는 환시를 호소하는 경우도 종종 있다. 파킨슨병이라는 질병에 대한 불안과 걱정 때문에 생기는 심인성 증상으로 볼 수 있다.

정신적 증상이 발생하는 이유

우울증과 불면증 같은 정신 증상은 파킨슨병 환자 50% 정도에서 나타난다고 알려져 있다. 파킨슨병으로 정신 증상이 나타나는 것은 파킨슨병의 원인인 흑질의 신경세포 변성과 관련이 있으며 뇌 내에서의 어떤 다른 문제로 인한 것으로 보고 있다.

도파민이 줄어들게 되고 상대적으로 아세틸콜린이 늘어나기 때문에 우울감, 무기력증, 주의 산만 등 우울증과 같은 증상을 보인다. 이 때문에 파킨슨병을 우울증으로 잘못 진단하는 경우도 드물지 않다. 실제로 파킨슨병인데도 불구하고 정신과에 다니면서 우울증으로 진단되어 항우울증 약을 복용하는 경우도 더러 있다.

항우울제는 도파민을 감소시키는 작용이 있기 때문에 파킨슨병에 의한 우울 증상을 우울병으로 혼동하여 항우울제를 계속 사용한다면 치료도 안될뿐더러 다른 부작용도 동반이 되기에 주의해야만 한다.

파킨슨병의 기타 증상들

❶ 변비

❷ 기립성 현기증과 혈압 저하

❸ 배뇨 장애, 냉증과 부종

❹ 우울증과 기억력 · 의욕 저하

❺ 불면증과 환시

🔋 한 번 더 알아두기

파킨슨병은 신체적인 문제 증상뿐만 아니라 우울감, 무기력증, 주의 산만 등의 정신 증상을 동반한다. 우울증과 같은 증상을 보여 파킨슨병을 우울증으로 잘못 진단하는 경우도 드물지 않으므로 주의해야 한다.

09

파킨슨병을
진단하는 기준은
무엇일까

일반적인 파킨슨병은 병력을 청취하는 문진과 신경학적 검사 등을 통해 대부분의 정보를 얻어 진단을 내린다. 추가적인 검사는 애초의 판단이 맞는지 틀린지를 확인하고 검증하거나 다른 병과 감별하기 위해 시행하는 것이라 할 수 있다.

파킨슨병 증상을 나타내는 질병은 이외에도 여러 가지가 있다. 그러나 처음부터 파킨슨병이라고 의심이 들면 당연히 파킨슨병 전문의에게 진단을 받게 되지만 비슷한 증상이 나타나는 다른 질환들도 많기에 정확한 진단이 무엇보다 중요하다.

문진

의사가 환자에게 다음과 같은 질문을 한다. "팔다리가 떨리십니까?" "손발 떨림이 있으십니까?" "걸을 때나 움직일 때 자연스럽지 않다고 느끼십니까?" "문제의 증상들이 시작된 건 언제입니까?" 등이다. 진찰을 받으러 가기 전에 가능하다면 가족 등 주위 지인들의 말을 미리 들어 메모해 가는 것도 좋다.

왜냐하면 파킨슨병은 스스로 알아채지 못하는 가운데 증상이 진행되는 경우가 흔하기 때문이다.

파킨슨병은 뇌신경계의 질환이기 때문에 발병 일시를 특정할 수 없는 것이 일반적이다. "언제부터 그랬습니까?"라는 의사의 질문에 환자는 "6개월 전부터인가? 어딘가 모르게 불편했던 건 그 전인가……." "2개월 전부터 그랬던 것 같기도 한데요." 등으로 말하는 것이 대부분이다. "증상이 나타나기 시작한 것은 정확히 1주일 전입니다." 또는 "3월 1일부터요." "1개월 전부터 그랬습니다." 등으로 발병 일시를 정확하게 알고 확실하게 말할 수 있다면 파킨슨병이 아니고 다른 질환일 가능성이 높다.

일부 파킨슨병에서는 유전성도 있기 때문에 혈연관계에 있는 분들 중 파킨슨병이 있는지 없는지를 확인하는 가족력도 중요하다 할 수 있다.

초기 문진 시 질문들

의사로부터 받을 다음 질문에 대해 가족이나 지인들의 말을 미리 들어두어 답변하면 더 정확한 진단에 도움이 된다.

❶ 팔다리가 떨리십니까? 손발 떨림이 있으십니까?
❷ 걸을 때나 움직일 때 자연스럽지 않다고 느끼십니까?
❸ 문제의 증상들이 시작된 건 언제입니까?

증상 확인

의사는 환자에게서 앞서 설명한 손발 떨림, 근육 경직, 동작 느려짐, 자세 반사 장애의 4대 증상을 중심으로 발현 유무를 체크한다. 이 가운데 두 가지 이상 나타나면 파킨슨병을 의심하게 되는데 파킨슨병 환자를 많이 본 의사라면 진료실에 들어왔을 때의 얼굴 표정, 자세, 걸음걸이만 보아도 파킨슨병 여부를 짐작할 수 있게 된다.

영상의학 검사

CT, MRI, PET, SPECT 검사를 진행한다. 파킨슨병의 경우 암에 있어서 종양 표지자에 해당하는 생물학적 지표는 없다. 때문에 여러 가지 검사의 목적은 '파킨슨병과 비슷한 증상이 나오는 다른 질병의 가능성을 제외하기 위한 것'이 된다.

또한 파킨슨병의 원인이 되는 뇌의 흑질은 작기 때문에 CT나 MRI로 뇌 검사를 시행하더라도 거의 이상이 발견되지 않는 경우가 흔하다.

혈액과 소변 검사

파킨슨병에서 혈액검사와 소변검사는 영상검사와 마찬가지로 다른 질병의 가능성을 없애기 위한 검사이다. 파킨슨병이 되면 도파민이 감소하여 도파민 대사산물이 줄어드는 경우도 있기 때문에 도파민 대사산물의 양을 측정하여 진단에 참고하기도 한다.

심근 신티그래피(Myocardial Scintigraphy)

흔한 검사는 아니나 진단에 어려움이 따를 시에 해 볼 수 있는 것으로 정맥에 MIBG(Metaiodobenzylguanidine)라는 물질을 주사하면 심장의 교감신경에 들어가게 되는데 이것을 특수 카메라로 촬영하면 영상에 심장의 그림자가 비추어진다. 그러나 파킨슨병의 경우 MIBG가 교감신경에 들어가지 못하기 때문에 심장의 그림자가 비추어지지 않는다. 파킨슨병 진단에 유효하다고 알려진 검사이다.

파킨슨병의 진단은 문진, 증상 검사, CT, MRI, PET, SPECT 등의 영상 검사, 혈액과 소변 검사, 심근 신티그래피 등을 통해 이뤄진다.

10

집에서 할 수 있는
파킨슨병의
간단 테스트

손발 떨림, 근육이 뻣뻣해지는 근육 경직, 움직임이 둔해지는 동작 느려짐, 몸 균형을 잡기 힘들어하는 자세 반사 장애는 파킨슨병의 4대 주요 증상이다. 그러나 환자가 초기에 느끼는 증상은 다른 통증이나 증상이다. 예를 들면 '어깨와 목, 허리가 아프다.' '몸이 나른하다.' '손발이 무겁다.' '뭔가 힘이 들어가지 않는다.' '기운이 안 난다.' '변비 증상이 있다' 등이다.

파킨슨병은 발병 후 서서히 진행된다. 환자가 손발 떨림 등 파킨슨병의 특징적인 증상을 자각해서 '혹시 내가 파킨슨병에 걸린 건가?' 하는 생각이 들기 시작한 때는 이미 병증이 상당히 진행된 상태라고 보면 된다.

파킨슨병 역시 조기 발견과 조기 치료가 중요하다. 그러나 치료 시작이 늦었다고 해서 손을 못 쓰는 것은 아니니 겁을 먹을 필요는 없다. 그래도 초기에 발견할 수만 있다면 재활 치료로 충분히 대응할 수 있고 약 복용 시기를 늦추거나 약의 양을 줄일 수도 있다. 이런 의미에서도 조기 발견은 매우 중요하다.

파킨슨병 초기에 느끼는 증상들

❶ 어깨와 목, 허리가 아프다.

❷ 손발이 무겁다.

❸ 몸이 나른하고 뭔가 힘이 들어가지 않는다.

❹ 기운이 안 난다.

❺ 변비 증상이 있다.

혹시 파킨슨병은 아닐까?

'내가 파킨슨병은 아닐까?'라는 걱정이 든다면 다음 동작 두 가지를 해 보자. 또는 걱정이 되는 지인이나 가족이 있다면 동작을 시켜 보도록 하자. 동작을 하는데 문제가 없다면 걱정하지 않아도 된다. 그러나 만약 동작을 하기 어렵거나 할 수 없다면 전문병원을 찾기를 바란다.

간단하게 파킨슨병인지를 알아보는 동작 1

❶ 쇼파에 앉아 한쪽 손으로 무릎을 탁탁 두드린다.

❷ 동시에 반대편 손을 쭉 뻗어 손바닥을 펴고 손목을 좌우로 움직이는 동작을 해 본다.

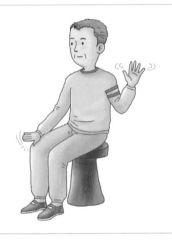

〈그림 18〉 파킨슨병 여부 간단 테스트

양손이 각각 다른 동작하기가 가능한지를 알아보도록 한다. 한쪽 손으로 무릎을 두드리며 다른 손은 뻗어 손목을 좌우로 움직여 본다. 이 동작이 어렵다면 병원 상담이 필요하다.

간단하게 파킨슨병인지를 알아보는 동작 2

❶ 한쪽 손으로 커피를 마시면서 동시에 다른 한쪽 손으로 스마트폰을 이용한다.

❷ 또는 이와 유사한 다른 두 가지의 동작을 동시에 해 본다.

파킨슨병과 유사하여 혼동하기 쉬운 질병

파킨슨병은 아니지만 파킨슨 증상이 나타나는 유사 질환들을 크게 두 가지로 나눠볼 수 있다.

첫째, 파킨슨병과 달리 어떤 특정 원인이 있어서 파킨슨 증상이 나타나는 이차성 파킨슨증, 소화제나 향정신성 약물 중 일부 약재 때문에 생기는 약물 유발성 파킨슨증, 머리를 반복적으로 많이 맞은 탓에 뇌가 손상돼서 나타나는 외상성 파킨슨증, 뇌졸중 등 뇌혈관 질환을 겪은 환자에게 발생하는 혈관성 파킨슨증 등이 있다.

둘째, 파킨슨 증후군 혹은 비전형적 파킨슨증이 있으며 파킨슨 증상 외에 다른 증상들을 동반하는 뇌의 다른 문제들로 인한 퇴행성 질환이다. 진행성 핵상 마비, 다발성 신경계 위축증, 피질 기저핵 변성 등이 여기에 해당한다.

이들 질환은 파킨슨병보다 치료하기가 훨씬 어렵고 병의 진행이 빠르며 예후도 좋지 않다. 파킨슨병은 약에 대한 반응이 아주 좋아서 치료를 잘하면 많이 호전되는 편이지만 파킨슨 증후군은 다른 심한 증상들을 수반하면서 약에 대한 반응도 적은 편이라 치료하기도 어렵다.

파킨슨 증후군이나 약물 유발성 파킨슨증, 외상성 파킨슨증 등은 증상이 유사하여 파킨슨병과 혼동하기 쉽다.

Chapter 5

파킨슨병,
어떻게 치료하고
극복할 것인가

01

〈통합 파킨슨병 등급 척도〉란
무엇인가

파킨슨병이 어느 정도 진행된 상태인지 알 수 있는 전 세계적인 공통 기준인 〈통합 파킨슨병 등급 척도(MDS-UPDRS)〉라는 것이 있다. 이 검사는 국제 파킨슨 및 운동장애협회 후원으로 전문가들이 개발한 것으로 총 4개 파트로 구성되어 있다.

〈통합 파킨슨병 등급 척도〉의 파트 1에서는 '일상생활에서의 비운동성 증상(인지 장애, 우울, 수면 문제 등)'을 설문 검사한다. 파트 2에서는 '일상생활에서의 운동성 증상(말하기, 침 흘림, 씹기, 옷 입기, 글쓰기 등)'을 설문 검사한다. 파트 3과 파트 4에서는 검사자가 직접 환자의 상태를 살피는데 각각 '운동성 증상(말하기, 얼굴 표정, 관절의 뻣뻣함, 손가락 부딪치기 등)'과 '운동성 합병증'을 검사한다.

설문 검사 시 환자 또는 보호자가 증상의 정도를 묻는 설문에 '보통' '미미하게' '약간' '꽤 많이' '심하게' 수준에 따라 0에서부터 4까지의 점수를 매기게 된다. 이를 전문가가 검토하여 환자의 파킨슨병이 어느 정도 진행되었는지 판단한다. 〈통합 파킨슨병 등급 척도〉의 설문 내용을 보면 어떤 증상을 유의미하게 판단하며, 어떻게 증상들이 진행되는지를 짐작할 수 있다. 그러므로 여기서는 〈통합 파킨슨병 등급 척도〉의 설문 내용을 살펴보기로 하자.

파트 1 일상생활에서의 비운동성 증상

파트 1은 인지 장애, 우울한 기분, 수면 문제, 낮에 졸림, 통증 및 기타 감각, 소변문제, 변비문제, 서 있을 때 어찔어찔함, 피로에 관한 설문이다. 파트 1의 설문 내용 몇 가지를 살펴보면 다음과 같다.

(1) 인지 장애

지난 한 주 동안 뭘 기억한다던가 추리한다거나 대화를 따라간다던가 집중을 한다던가 명확히 생각한다던가 또는 집 근처나 동네에서 길을 찾는다던가 하는 데 문제가 있었는가?

(2) 우울한 기분

지난 한 주 동안 감정이 가라앉거나 슬프거나 희망이 없는 것처럼 느껴지거나 아무것도 즐기지 못할 것처럼 느낀 적이 있었는가? 만약 그렇다면 그런 느낌이 한 번에 하루 이상 지속되었는가? 그런 감정이 일상적 활동을 하거나 사람들과 함께 있는 것을 어렵게 했는가?

(3) 불안한 기분

지난 한 주 동안 초조하거나 긴장되거나 걱정이 되거나 하는 등의 불안한 감정들이 있었는가?

(4) 도파민 조절 장애 증후군의 특징

지난 한 주 동안 본인이 주체할 수 없는 비정상적으로 강한 욕구를 느낀 적이 있었는가? 무언가를 꼭 하거나 그에 대한 생각을 해야만 한다고 느끼며 그것을 억제할 수 없을 정도였는가?

(5) 수면 문제

지난 한 주 동안 밤에 잠들거나 계속 잠을 자는 데 어려움이 있었는가? 아침에 일어나서 얼마나 잘 쉬었다고 느꼈는지 생각해 보자.

(6) 낮에 졸림

지난 한 주 동안 낮에 깨어 있는 데 어려움이 있은 적이 있었는가?

(7) 통증 및 기타 감각

지난 한 주 동안 몸에 통증, 쑤심, 욱신거림, 경련 등과 같은 불편한 감정을 느낀 적이 있었는가?

(8) 소변 문제

지난 한 주 동안 소변 조절에 어려움이 있었는가? 예를 들면 급하게 소변을 봐야 했다던가 자주 소변을 봐야 했다던가 소변 실수를 했다던가 하는 일이 있었는가?

(9) 변비 문제

지난 한 주 동안 대변을 보기 어려울 정도의 변비 문제가 있었는가?

(10) 서 있을 때 어찔어찔함

지난 한 주 동안 앉거나 누워 있다가 발을 딛고 일어설 때 기절할 듯 했다던가 어지럽거나 몽롱함을 느낀 적이 있었는가?

(11) 피로

지난 한 주 동안 대체로 피로함을 느꼈는가? 이 피로함은 졸리거나 슬프거나 한 것과는 다른 느낌이다.

파트 2 일상생활에서의 운동성 증상

파트 2는 말하기, 침과 침 흘림, 씹기와 삼키기, 먹는 일, 옷 입기, 개인위생, 손으로 글쓰기, 취미 및 다른 활동하기, 침대에서 돌아눕기, 떨림, 침대에서 일어나 나오기, 걷기 및 균형 잡기, 몸이 굳어짐에 관한 설문이다. 파트 2의 설문 내용 몇 가지를 살펴보면 다음과 같다.

(1) 말하기

지난 한 주 동안 말하는 데 문제가 있었는가?

(2) 침과 침 흘림

지난 한 주 동안 깨어 있을 때나 잠잘 때 대체적으로 침 흘림이 너무 많았는가?

(3) 씹기와 삼키기

지난 한 주 동안 약이나 밥을 먹으면서 삼키는 데 문제가 있었는가?

약이나 음식이 목에 걸리는 것을 막기 위해 약을 자르거나 가루로 만들거나 했는가? 또는 음식을 부드럽게 만들거나 다지거나 갈아야 했는가?

(4) 먹는 일

지난 한 주 동안 음식을 다루고 수저를 이용하는 데 문제가 있었는가? 예를 들어 손가락으로 집어먹는 음식을 다루거나 숟가락, 젓가락, 포크를 사용하는 데 문제가 있었는가?

(5) 옷 입기

지난 한 주 동안 옷 입는 데 어려움이 있었는가? 예를 들어 단추를 채우고 지퍼를 사용하고 옷이나 장식품을 입거나 벗거나 하는 데 느리거나 또는 도움이 필요했는가?

(6) 개인위생

지난 한 주 동안 씻거나 목욕하거나 면도하거나 양치하거나 머리를 빗거나 다른 개인위생 기능에서 시간이 많이 걸리거나 도움을 필요로 했는가?

(7) 손으로 글쓰기

지난 한 주 동안 사람들이 당신이 손으로 쓴 글을 읽기 어렵다고 했는가?

(8) 취미 및 다른 활동하기

지난 한 주 동안 당신이 좋아하는 취미나 다른 활동을 하기에 어려움이 있었는가?

(9) 침대에서 돌아눕기

지난 한 주 동안 침대에서 돌아눕는 데 어려움이 있었는가?

(10) 떨림

지난 한 주 동안 몸이 흔들리거나 떨거나 하였는가?

(11) 침대, 차, 깊은 의자에서 일어나 나오기

지난 한 주 동안 침대나 차에 있는 의자나 깊은 의자에서 일어나 나오는 데 어려움이 있었는가?

(12) 걷기 및 균형 잡기

지난 한 주 동안 균형을 잡거나 걷는 데 어려움이 있었는가?

(13) 몸이 굳어짐

지난 한 주 동안 평상 시 걸을 때 마치 발이 바닥에 붙은 것같이 느껴져 갑자기 멈추거나 몸이 굳어진 적이 있는가?

파트 3 운동성 증상

파트 3에서는 검사자가 환자의 운동성 상태를 검사한다. 말하기, 얼굴 표정, 관절의 뻣뻣함, 손가락 부딪치기, 손동작, 손바닥 뒤집기, 발가락 두드리기, 다리 민첩성, 의자에서 일어나기 등을 환자에게 시키거나 관찰하여 검사하고 0에서부터 4까지 점수를 매긴다. 파트 3 검사에 앞서 항파킨슨병 약을 복용하고 있는지, 레보도파를 복용하고 있는지, 레보도파의 마지막 복용 시간은 언제인지 등을 먼저 확인해야 한다. 파트 3의 검사 내용을 살펴보면 다음과 같다.

(1) 말하기

환자가 자연스럽게 말하는 것을 듣고 필요하다면 대화를 나누도록 한다. 똑똑치 않게 말하거나 더듬거나 너무 빨리 말하면서 발음을 겹치거나 하는 등을 포함해 목소리 크기, 억양, 명확도를 평가한다.

(2) 얼굴 표정

말을 하든 안 하든 10초 동안 편안히 앉아 있는 환자를 관찰한다. 눈을 얼마나 자주 깜빡거리는지 얼굴이 굳어져 있거나 얼굴 표정이 없거나 하지는 않은지 자연스럽게 웃는지 입이 벌어져 있는지 등을 관찰한다.

(3) 관절의 뻣뻣함

환자는 편안하게 가만히 있는 자세를 취한 상태에서 검사자가 팔다리와 목을 움직여 봄으로 중요 관절의 느리고 수동적인 움직임을 보며 판단한다.

(4) 손가락 부딪치기

환자에게 가능한 한 빠르고 폭이 크게 검지와 엄지를 10회 부딪치라고 지시한다. 검사자가 시범을 보여줘도 된다. 검사자는 각 손을 따로 점수 매기돼 속도와 크기, 주저함, 멈춤, 손가락 벌리는 폭의 줄어듦 등을 평가한다.

(5) 손동작

환자가 팔꿈치를 굽혀 손바닥을 검사자에게 향하게 한 후 주먹을 꽉 쥐도록 지시한다. 환자로 하여금 10회 손을 펴라고 지시하되 가능한 완전히 쭉 또는 빠르게 펴라고 한다. 손가락 부딪치기와 마찬가지로 각 손을 따로 점수 매기고 속도와 크기, 주저함, 멈춤, 손 펴는 폭 등을 평가한다.

(6) 손바닥 뒤집기

환자가 팔을 쭉 펴고 손바닥을 바닥으로 향하게 했다가 위로 향하게 하는 것을 10회 반복하라고 지시한다. 각 손을 따로 점수를 매기고 속도, 크기, 주저함, 멈춤 등을 평가한다.

(7) 발가락으로 두드리기

환자를 등받이 의자에 앉게 하고 발바닥을 편안하게 바닥에 붙이도록 한다. 그 다음에 발뒤꿈치를 바닥에 댄 상태로 발가락으로 바닥을 10회 두드리도록 한다. 가능한 폭이 크게 또 빨리 두드리라고 지시한다.

(8) 다리 민첩성

환자를 의자에 앉게 한 후 발을 들어 올렸다 내리기를 10회 하라고 지시한다. 가능한 한 높게 빨리 하라고 하고 속도, 크기, 주저함, 멈춤 등의 상태를 평가한다.

(9) 의자에서 일어나기

환자를 등받이 의자에 앉게 한 후 가슴 앞으로 팔짱을 끼고 일어나 보라고 지시한다. 환자가 이를 하지 못할 경우 2회 더 시도한다. 이 도 하지 못하면 의자 끝에 앉아서 다시 하게 한다. 그래도 안 되면 팔걸이를 밀면서 일어나도록 한다.

(10) 걷는 자세

환자를 최소 10미터, 30걸음을 걷게 하되 걸어갔다 다시 검사자 앞 으로 돌아오게 해야 한다. 보폭, 걷는 속도, 발이 땅에서 떨어지는 높이, 방향 바꾸기, 팔 흔들기 등을 관찰하여 검사한다.

(11) 걷는 중 몸의 굳어짐

걷는 동안 몸이 굳어지는 증상이 발생하는지 평가한다. 발 내딛기를 주저한다던가 방향을 돌릴 때 움직임의 마지막 부분에서 휘청거린 다던가 하는 것을 관찰하여 검사한다.

(12) 자세의 안정

환자가 똑바로 서 있는 상태에서 검사자가 어깨를 빠르고 강하게 잡 아당기면서 생기는 갑작스러운 몸의 불균형에 대한 반응을 시험하 는 것이다. 이런 상황에서 환자가 어떻게 뒷걸음치는지 검사한다.

환자가 갑자기 잡아당겨질 때 균형을 잡기 위해 하는 뒷걸음질은 2회까지는 정상이다. 3회 이상 뒷걸음질을 한다면 균형을 잡는 데에 문제가 있다.

(13) 자세

환자가 의자에서 일어나서 곧바로 서 있을 때, 걸을 때 그리고 자세 반응 검사를 받는 도중 평가한다. 자세가 곧바른지, 굽거나 한쪽으로 기울었는지, 굽거나 기울어진 각도가 얼마나 심한지 등을 검사한다.

(14) 움직임에서 전반적인 자연스러움

일반적인 움직임을 검사한다. 느리거나 주저하거나 움직임의 크기가 작아졌거나 하는 등을 검사한다.

(15) 자세 유지 시 손의 떨림

자세 유지 시 손 떨림을 검사할 때는 가만히 있는 상태에서 팔목을 뻗고 손가락이 서로 닿지 않을 정도로 벌려 검사한다.

(16) 움직일 때의 손 떨림

환자가 자신의 손가락을 코에 닿게 하는 동작으로 검사한다. 환자가 팔을 쭉 펴서 손으로 검사자의 손가락을 건드린 후 자기 코에 가져다 대는 것을 3회 이상 하도록 한다. 떨림은 동작 중 전반적으로 나타날 수도 있고 코나 손가락에 가까워졌을 때 나타날 수도 있다. 가장 큰 크기의 떨림을 점수로 매긴다.

(17) 가만히 있을 때 떨림의 폭과 지속 기간

환자가 10초 동안 양손을 의자의 팔걸이에 걸치고 발을 땅바닥에 놓은 채로 조용히 앉아 있도록 한다. 몸의 일부는 움직이고 다른 부분은 그렇지 않은 활동을 하는 등 아무 때나 나타날 수 있는 떨림에 대한 종합적인 검사이다.

파트 4 운동성 합병증

파트 4에서는 파킨슨병으로 인한 증상들을 어느 정도 겪고 있는지, 약을 복용한 후 일상생활을 무리 없이 할 수 있는 시간이 얼마나 되는지 등을 검사한다. 의사들은 파킨슨병 환자가 약을 복용한 후 일상생활을 유지하는 것을 온(On) 상태라고 한다. 즉 약을 복용하면서 그 효과가 긍정적인 상태를 보일 때를 온 상태라 한다. 이와 반대되는 상태는 오프(Off) 상태라고 부른다. 약을 복용함에도 효과가 미약하거나 부작용이 있는 상태이다. 오프 상태는 기분이 가라앉거나 기분이 나쁘다고 느끼거나 기분이 좋았다 나빴다가 들쑥날쑥하다. 시간이 천천히 가는 것 같은 느낌도 느낀다.

파트 4의 검사 내용 몇 가지를 살펴보면 다음과 같다.

(1) 운동 장애를 겪으며 지낸 시간

검사자는 환자가 하루에 몇 시간 깨어 있는지, 깨어 있는 중에 운동 장애 증상을 몇 시간이나 겪는지 확인한다. 근육이 부르르 떨리거나 경련이 일어나거나 불규칙적인 움직임이 있는 시간이 얼마나 되는 지 묻는다. 새벽이나 밤에 고통을 수반하는 운동 장애는 제외한다.

(2) 운동 장애의 기능적 영향

지난 한 주 동안 운동 장애 때문에 사회생활이 곤란했거나 사람들과 어울리기 힘들었던 적이 있는지 묻는다.

(3) 오프 상태에 있는 시간

약을 복용하는데도 기분이 가라앉거나 기분이 나쁘거나 기분이 들 쑥날쑥한 시간이 얼마나 있는지 검사한다.

🔋 한 번 더 알아두기

파킨슨병이 어느 정도 진행된 상태인지 알아보는 전 세계적인 공통 기준인 〈통합 파킨슨병 등급 척도〉가 개발되어 있다. 검사와 설문을 통해 파킨슨병 의 진행 단계가 어디까지 진행되었나를 측정한다.

02

파킨슨병은
어떻게
진행되나

파킨슨병은 해가 거듭되면서 천천히 진행이 된다. 진행 속도에는 개인차가 있지만 그 진행 과정이 어떠한 흐름으로 나아가는지는 일정하게 정해져 있는 편이다. 파킨슨병이 발병한 후 5년, 10년 가까이 지나도 초기 증상을 유지하는 환자가 있는가 하면 증상들이 빠르게 진행되는 경우도 있다.

파킨슨병은 일반적으로 5년 단위로 경과를 체크하기 때문에 발병 후 5년이 지나도 증상이 안정되어 있으면 당분간 그 상태를 유지한다고 볼 수가 있다.

파킨슨병의 진행에 따른 5단계 분류를 살펴보도록 하자.

파킨슨병 진행 1단계

미세하게 걸음이나 동작이 둔해진다. 한쪽 손이나 다리가 가만히 있을 때 떨린다. 근육이 뻣뻣해지는 증상이 나타난다. 목과 어깨, 허리가 결리기도 한다.

파킨슨병 진행 2단계

양쪽 손발이 떨린다. 근육이 뻣뻣해지는 증상이나 느린 행동이 몸 양쪽에 나타나기 때문에 일상생활이 살짝 불편해진다. 자세가 점점 구부정해진다. 본인 스스로 몸을 가눌 수는 있지만 점차로 균형 감각이 떨어지게 된다.

현재 파킨슨병의 치료에는 위의 분류의 1~2단계를 유지함을 목표로 삼는다.

파킨슨병 진행 3단계

발이 움츠러들거나 보폭이 작아진다. 몸의 중심을 잃기 쉬우며 방향 전환이 점점 힘들어진다. 갑자기 돌진하는 등 보행 장애가 나타난다. 일상생활에서 동작이 점점 둔해진다. 불편하지만 집에서는 특별한 도움 없이 지낼 수 있다.

파킨슨병 진행 4단계

혼자서 일어서거나 걷기가 힘들어진다. 노동 능력이 상실되며 도우미가 필요하다. 외출할 때는 반드시 보호자 동반이 필요하다.

파킨슨병 진행 5단계

혼자 서 있는 것이 불가능해지며 이동 시 휠체어가 필요하다. 누워서 지내는 시간이 많아지며 주로 침상에서 생활한다.

파킨슨병 진행 단계	대표 증상
1단계	· 미세하게 동작이 둔해진다. · 한쪽 손이나 다리가 떨린다. · 근육이 뻣뻣해지는 증상이 나타난다.
2단계	· 양쪽 손발이 떨린다. · 근육 경직이 확연해지고 행동이 느려진다. · 자세가 점점 구부정해진다.
3단계	· 보폭이 작아지고 돌진 등의 보행 장애가 나타난다. · 몸의 중심을 잃기 쉽다. · 방향 전환이 점점 힘들어진다.
4단계	· 혼자서 일어서거나 걷기가 힘들어진다. · 외출 시에 보호자가 필요하다.
5단계	· 혼자 서 있는 것이 불가능하다. · 이동시 휠체어가 필요하다. · 주로 침상에서 생활한다.

〈도표 5〉 파킨슨병 진행 5단계 분류

파킨슨병 진행 1단계와 2단계에서는 걸음이나 동작이 둔해지고 양쪽 손발이 떨리는 증상을 보인다. 근육이 경직되어 일상생활이 살짝 불편해진다. 현재 파킨슨병의 치료는 1~2단계를 유지함을 목표로 삼는다.

파킨슨병은
어떻게
치료하는가

현재 행하여지고 있는 파킨슨병을 치료하는 방법은 다양하다. 질병이 발생한 시점, 진행 정도, 환자의 생활 태도 등 환자 개개인에 맞추는 것은 물론이고 여기에 주치의의 치료 방침과 방법, 약물 선택에 따라 조금씩 달라질 수 있다. 그러나 파킨슨병의 근본적인 원인을 치료하는 방법은 사실상 없다. 현재 실행되는 치료는 질병의 증상을 가볍게 하는 대증요법이 중심이다.

파킨슨병의 증상을 가볍게 하는 약은 여러 가지가 있다. 그러나 질병의 진행을 멈추게 하는 것은 불가능하기 때문에 발병 후에는 평생 약을 복용해야 한다.

약물 치료의 문제와 한계

파킨슨병 치료의 기본은 약물 요법으로, 레보도파(Levodopa)라는 약을 많이 사용한다. 손발 떨림과 근육 경직 등 특유의 증상으로 일상생활에서 느끼는 불편함으로 고생하던 파킨슨병 환자들에게 레보도파 제제의 발견은 상당히 희망적이었다. 도파민 효현제의 발견으로 곧 파킨슨병이 해결될 것 같은 기대를 품게 했다. 그러나 약이기 때문에 부작용이 발생하며 수년간 복용 후에는 효과가 약해진다. 즉 약 복용 후 불편한 떨림, 느린 동작, 근육과 관절 경직 등의 증세가 호전되기 시작한 후 수년이 지나면 약물의 문제와 한계가 드러나기 시작한다는 점이다. 또한 효과는 뛰어나지만 질병의 진행을 근본적으로 멈추는 데는 크게 도움이 되지 않는다는 것도 사실이다.

재활 치료와 가정요법이 가장 효율적인 치료법

파킨슨병뿐만 아니라 어떤 병이든 약을 사용하면 그에 따른 부작용과 문제가 적든 크든 발생한다. 약이란 것은 환자의 상태가 나쁠 때 필요로 하는 최소량만 사용해야 한다. 그리고 재활 치료나 스스로 실행할 수 있는 가정요법으로 증상을 조절하는 것이 가장 효율적인 치료 방법이다. 실제로 이렇게 하여 증상 진행이 잘 억제되는 환자들을 많이 보게 된다.

파킨슨병을 앓는다고 일찍 사망하지는 않는다. 즉 파킨슨병을 가지고 있는 사람과 그렇지 않은 사람과의 사망률에서는 큰 차이가 없다. 불편이 있더라도 긍정적인 마음으로 일상생활을 한다면 막연히 아는 것보다 파킨슨병은 결코 무서운 질환이 아니다. 그러니 질병에 대한 이해를 하고 스스로 치료에 적극적인 자세를 가지고 가정요법이나 재활 치료에 임하는 것이 좋다.

약은 적은 용량으로 천천히

약을 사용할 때는 적은 용량으로 천천히 시작해야 한다. 약에 대해 처음부터 완전한 효과를 기대한다면 오랫동안 복용하기가 어렵다. 때문에 장기간 복용을 위해서는 적은 용량으로 천천히 시작하길 권한다. 처음에는 적당한 수준의 효과에 만족하고 인내하며 복용하는 것이 좋다.

전반적으로 괜찮은 상태를 유지하는 것이 중요

약을 늘리면 증상도 확실히 좋아지지만 그만큼 약의 효과도 빨리 없어진다. 파킨슨병 치료는 증상이 완전히 개선되지 않더라도 복용량을 일정량 넘어서지 않는 편이 길게 봤을 때 도움이 된다. 한 번눈에 띄는 치료 효과를 얻기보다는 전반적으로 괜찮은 상태를 유지하는 것이 더 중요하다.

함께 복용할 때 주의해야 하는 약물

파킨슨병 치료를 위해 약을 먹을 때 주의해야 할 약물들이 있다. 소화기약, 위산 억제제, 고혈압약, 변비약, 향정신약 등은 전문의와 상담 후 복용해야 한다.

🔋 한 번 더 알아두기

- 약을 사용할 때는 적은 용량으로 천천히 시작한다. 한 번 눈에 띄는 치료 효과를 얻기보다는 전반적으로 괜찮은 상태를 유지하는 것이 더 중요하다.
- 약을 사용하면 그에 따른 부작용과 문제가 적든 크든 발생한다.
- 재활 치료나 스스로 실행할 수 있는 가정요법으로 증상을 조절하는 것이 가장 효율적인 치료 방법이다.

04

레보도파 제제와
도파민 수용체
작용제

    파킨슨병의 치료 약물로는 레보도파 제제, 도파민 수용체 작용제와 도파민 분해효소 억제제, 노르아드레날린 보충제 등의 제제들이 사용된다. 특히 레보도파 제제는 파킨슨병의 치료에서 없어서는 안 될 기본 약물이다.

    앞서도 이야기했지만, 파킨슨병은 뇌 속의 도파민이 부족해서 일어나는 병이다. 흑질의 도파민에 문제가 발생하여 농도가 떨어지면 노르에피네프린, 세로토닌 같은 다른 신경전달물질의 농도도 같이 저하되면서 운동신경뿐만 아니라 감정적 문제와 자율신경의 문제도 같이 발생한다. 따라서 파킨슨병의 주된 치료약은 도파민 감소를 완화 시키는 약물이다.

레보도파 제제, 도파민 수용체 작용제 등 파킨슨병에 사용되는 대표적인 약물의 특징과 부작용을 살펴보자.

레보도파 제제의 기능

레보도파 제제의 기능은 뇌 내에서 줄어드는 도파민을 보충하는 것이다. 도파민을 분비하고 도파민 수용체를 자극한다. 이로써 파킨슨병에서 보이는 내생적 도파민의 고갈을 막아 파킨슨병의 증상을 완화하는 작용을 한다.

레보도파는 파킨슨병에 획기적인 효과를 보이지만 근본적인 원인 치료에는 도움이 되지 않으며, 약물이기 때문에 부작용이 발생하기도 하며 수년 동안 장기 복용 시 그 효력이 떨어지기도 한다고 알려져 있다.

도파민의 원료가 되는 레보도파라는 물질을 약으로 복용하는 것으로 약 중에서도 가장 핵심적인 역할을 한다고 볼 수 있다. 뇌의 흑질로 보내 도파민의 분비를 늘리는데, 복용 후 빠르면 3~5일 사이에 파킨슨의 대표 4대 증상(손발 떨림, 근육 경직, 동작 느려짐, 자세 반사 장애)이 완화되기 시작한다. 시판되는 약으로는 마도파, 퍼킨, 시네메트, 스타레보, 도파듀오, 프로메트 등이 있다.

레보도파 제제는 파킨슨병의 치료의 핵심이지만 효과가 큰 만큼 문제점도 적지 않다. 우선 레보도파 제제는 한번 사용하기 시작하면 끊을 수가 없게 되며 시간이 지날수록 보다 많은 양의 약물을 필요로 하게 된다. 또한 대량으로 투여하면 그 약효가 떨어지며 부작용도 큰 편이다.

레보도파 제제의 부작용과 대응

가장 큰 부작용으로 세 가지가 꼽힌다. 첫째 평균 복용 기간이 8년 정도 지나면 자신도 모르게 목이나 손발이 뒤틀리듯이 꼬이거나 입을 오물오물하는 이상운동증(dyskinesia)이 나타난다. 둘째 평균 복용 기간이 5년 이상이면 그중 50%가 약을 먹어도 약효가 금방 없어지는 마모현상(wearing-off)을 겪게 된다. 셋째 자신의 의지와 상관없이 몸이 멋대로 움직이는 증상인 불수의 운동과 가끔 발가락 등이 꼬부라지는 디스토니아(dystonia) 증상이 나타나기도 한다. 이외에도 복용 10년이 지나면 환각이 나타나는 부작용도 생긴다. 파킨슨병 환자에게 나타나는 환각은 대부분 실제로 없는데 눈에 보이는 환시이다.

복용 기간에 따라 부작용이 발생하므로 파킨슨병의 증상이 있더라도 일상생활에 지장이 없으면 레보도파는 사용하지 않고 증세의 추이를 살펴본다는 것이 최근 추세다. 그리고 일반적으로 레보도파 제제의 용량을 줄이고 다른 약과 병용한다. 레보도파 제제의 경우

약효가 뛰어나나 부작용도 크기 때문에 약을 먹으면 좋아진다고 해서 함부로 양을 늘리는 것은 절대 금물이다.

대표적인 부작용

❶ 평균 복용 기간 8년 경과 시 이상운동증 발생
❷ 평균 복용 기간 5년 이상 시 50%가 마모현상 경험
❸ 불수운동과 디스토니아 증상

처방과 복용 시 주의 사항

❶ 처방 전에 먼저 증세의 추이를 살핀다.
❷ 레보도파 제제와 다른 약을 병용한다.
❸ 약효가 좋다고 복용량을 늘리지 않는다.

도파민 수용체 작용제

도파민이 작용하는 도파민 수용체를 자극함으로써 도파민과 비슷한 효력을 발휘하게 하는 제제이다. 그리고 레보도파의 좋은 병용제이기도 하다. 약의 효과가 나타나는 시간이 레보도파 제제보다 길기 때문에 효과를 지속시키는 장점이 있다. 레보도파 제제보다도 이상운동증 등의 부작용이 늦게 나타난다. 뿐만 아니라 약의 마모현상도 적고 마모현상의 출현 시기도 늦다는 장점이 있다. 시판되는 약

으로는 미라펙스, 리큅, 파키놀, 로킨스 ,리큅피디 등이 있다.

어떤 환자들에게 처방되나

비교적 이상운동증과 마모현상 등의 부작용이 늦게 나타난다는 이러한 장점 때문에 70세 이하에서 인지 기능이 떨어지지 않는 파킨슨병 환자에게는 먼저 도파민 수용체 작용제를 사용한다. 이외에도 레보도파 제제를 장기간 사용하여 마모현상이나 이상운동증이 나타난 환자, 레보도파 제제가 듣지 않게 된 환자에게도 도파민 수용체 작용제를 사용하는 경우가 종종 있다.

도파민 수용체 작용제의 부작용

도파민 수용체 작용제는 레보도파 제제보다 효과가 나타나는 데 시간이 걸린다. 약 종류에 따라서는 갑자기 졸음이 오기도 하며 메슥거림, 구토 등 소화기계통에서 불편 증상이 발생되기도 한다. 또한 기립성 저혈압이나 환각 등의 부작용도 생긴다.

도파민 수용체 작용제의 특징

❶ 이상운동증과 마모현상 등의 부작용이 비교적 늦게 나타난다.
❷ 효과를 지속하는 시간이 비교적 길다.
❸ 레보도파 제제에 좋은 병용제다.

❹ 70세 이하 인지 기능이 저하되지 않은 환자에게 사용한다.

❺ 레보도파 제제가 듣지 않는 환자에게 사용한다.

도파민 수용체 작용제의 단점

❶ 레보도파에 비해 효과가 즉각적이지 못하다.

❷ 메슥거림, 구토 등의 불편한 증상을 유발한다.

❸ 기립성 저혈압이나 환각 등을 일으킨다.

▣ 한 번 더 알아두기

- 레보도파 제제는 효과가 좋지만 부작용과 장기 복용 시 문제가 있어 사용 시 주의가 필요하다.
- 도파민 수용체 작용제는 이상운동증과 마모현상 등의 부작용이 비교적 늦게 나타나며, 레보도파 제제와 병용하여 사용한다.

05

도파민
분해효소 억제제와
기타 약물

파킨슨병 치료에 있어 레보도파 제제와 도파민 수용체 작용제 외에도 도파민 분해효소 억제제 등의 다양한 약물이 사용된다. 노르아드레날린 보충제, 항콜린제, 염산 아만타딘, 드록시도파 등이 기타보조 치료약 및 개선제로 사용된다. 이들은 도파민 자체에는 그다지 작용하지 않지만 다양한 과정을 거쳐 질병을 억제한다. 파킨슨병에서의 약물의 선택, 조합, 사용법은 환자에 따라 다르다.

다양한 약물이 사용되지만 현재까지는 어떤 약도 근본적으로 파킨슨병을 치료하진 못한다. 약물 치료의 목적은 증상을 완화하는 것이 주요하다. 복용할 때 증상이 좋아지더라도 복용을 중지하면 원래

대로 되돌아가기 때문에 의사의 지시에 따라 꾸준히 복용해야 한다. 그리고 약으로 인해 발생되는 부작용이 있어서 이를 억제하는 약이 같이 처방되기도 한다.

도파민 분해효소 억제제와 기타 보조 치료약과 개선제(노르아드레날린 보충제, 항콜린제, 염산 아만타딘, 드록시도파)에 대해 알아보자.

도파민 분해효소 억제제

도파민 분해효소 억제제는 가장 새로운 종류의 약이다. 힘들게 분비된 도파민이 분해되는 것을 막기 때문에 적은 양의 도파민을 장기간 유지시킨다. 대표적인 시판 약으로 마오비, 유멕스 등이 있다.

노르아드레날린 보충제

노르아드레날린은 흑질 바로 밑에 있는 청반핵에서 만들어져 선조체의 작용에 영향을 미치는 물질이다. 노르아드레날린이 부족하면 파킨슨병이 나타난다. 노르아드레날린 보충제를 복용하면 파킨슨병 증상이 개선된다. 파킨슨병의 증상 중 하나인 발을 끌면서 걷는 보행 장애나 자세 반사 장애 중에는 도파민에 작용하는 약으로는 개선되지 않는 경우가 있다. 이때 노르아드레날린 보충제가 효과적이다. 또한 현기증을 완화하고 의욕을 왕성하게 하는 효능도 있다.

항콜린제

뇌의 선조체 내에서는 도파민과 아세틸콜린이라는 신경전달물질이 균형을 맞추면서 작용하고 있다. 파킨슨병은 이 가운데 근육을 움직이게 하는 도파민이 줄어들게 되어 운동 기능 장애가 일어나는 질병이다. 도파민이 줄어들게 되면 두 가지 신경전달물질의 균형이 깨지기 때문에 몸의 움직임을 억제하는 아세틸콜린의 작용이 상대적으로 너무 활발하게 된다. 그래서 아세틸콜린의 작용을 억제하여 도파민과 균형을 맞추기 위하여 사용하는 것이 항콜린제이다.

항콜린제는 파킨슨병 치료약 중에 가장 오래전부터 사용되어 왔고 레보도파 제제가 개발되기 전에는 파킨슨병 치료제는 항콜린제밖에 없었다.

항콜린제는 특히 떨림이나 근육의 **뻣뻣함**, 레보도파의 장기간 사용으로 나타나는 이상운동증 개선 등에 효과적이다.

항콜린제의 부작용

아세틸콜린은 기억에도 관계하는 물질이다. 아세틸콜린 작용을 억제하는 항콜린제를 사용하면 건망증이 심해지거나 환각이 나타나는 경우도 있다. 이런 부작용 때문에 사용하기 전에 환자의 인지 기능을 확인할 필요가 있다. 특히 환자가 고령일 경우 항콜린제로 인해 환각이나 착란 등이 나타나고, 인지 기능이 저하되는 경우가 있기 때문에 거의 사용되지 않는다.

또 다른 부작용으로 화장실을 자주 가게 되거나 치매와 비슷한 증상을 보이는 경우가 있다.

염산 아만타딘

염산 아만타딘은 흑질 세포에 작용해 도파민 분비를 촉진시키는 기능을 한다. 주로 초기에 증상이 가벼울 때 사용한다. 파킨슨병의 특징적인 증상인 근육 경직에 효과적이다. 부작용으로는 다리가 붓거나 마음이 불안하여 안절부절못하는 상태가 되기도 한다.

드록시도파

드록시도파는 보행동결의 개선 약으로 개발되었으며 기립성 저혈압에도 효과가 있다.

한 번 더 알아두기

- 도파민 분해효소 억제제와 노르아드레날린 보충제, 항콜린제, 염산 아만타딘, 드록시도파 등의 약물도 파킨슨병 치료약으로 사용된다.
- 파킨슨병에서의 약물의 선택, 조합, 사용법은 환자에 따라 다르다.

06

수술로
증상을 완화하는
방법

파킨슨병 수술은 약물 치료의 한계가 왔거나 이상운동증이나 환각 등의 부작용이 나타났을 때 고려한다. 파킨슨병 수술도 현재까지는 완치보다는 증상 완화를 위해 시행한다.

파킨슨병 치료법과 약물이 발전하고 있어 과거에 비해 병 진행을 느리게 하고 경과도 개선되었다. 그래서 파킨슨병에 걸리더라도 발병 전과 다름없이 활동하는 사람들이 많다. 그러나 파킨슨병이 너무 진행되어 버리면 약으로 증상을 개선하는 것이 어렵다. 약의 장기 복용에 따라 약효 지속 시간이 짧아지는 마모현상이나 이상운동증, 환각 등의 부작용이 발생하는 경우도 있다.

파킨슨병 환자에게 나타나는 환각은 대부분의 경우 없는 것이 나타나는 환시이다. 예를 들면 벽에 아무것도 없는데 벌레가 붙어 있는 것으로 보이고, 있지도 않은 사람이 서 있는 것처럼 보인다. 이런 증상이 나타나면 이제는 약물요법에 한계가 왔다는 것을 인지하고 다음 순서로 수술을 고려해야 한다.

수술 조건

젊은층 파킨슨병 환자의 경우에는 비교적 질병의 초기부터 수술 적용을 고려하기도 한다. 그러나 수술을 하는 것은 약으로는 증상을 완화 시킬 수 없을 때나 마모현상이나 환각 증상처럼 약의 부작용이 심각하여 약의 용량을 줄여야 하는 환자에게만 실행할 수 있다.

파킨슨병 수술 적용은 다음과 같은 환자의 경우에만 가능하다. 레보도파 제제의 치료 효과가 확실하게 있었으며 수술 전에도 효과가 지속적인 경우, 파킨슨병 약물 요법이 충분히 시행되고 있는데도 증상의 개선이 되지 않는 경우, 일상생활이 곤란할 정도의 불수의 운동이나 약물 요법에 의한 마모 현상이 있는 경우, 전신 상태가 양호한 경우, 지능은 정상인 경우, 정서와 행동이 안정되어 있는 경우, 뇌의 영상 검사에서 뇌 위축이 없다는 것이 확인된 경우, 또한 본인이 수술에 동의하는 경우이다.

파킨슨병 수술이 가능한 조건

❶ 레보도파 제제로 운동 장애에 확실하게 효과를 얻고 있었으며, 효과가 지속적이어야 한다.

❷ 파킨슨병 약물요법이 충분히 시행되고 있는데도 불구하고 증상의 개선이 없다.

❸ 일상생활이 곤란할 정도의 불수의 운동이나 약물요법에 의한 마모 현상이 있다.

❹ 전신 상태가 양호하고, 지능이 정상이다.

❺ 정서와 행동이 안정적이다.

❻ 뇌 영상 검사에서 뇌 위축이 없다는 것이 확인되었다.

수술 방법

파킨슨병 수술 방법에는 몇 가지가 있다. 대표적으로 시행되는 신경 파괴술, 뇌 심부 자극 요법(deep brain stimulation, DBS)의 수술 방법은 다음과 같다.

(1) 신경 파괴술

파괴술이라는 이름 그대로 조직을 부셔 버리는 수술이다. 뇌의 일부에 전류를 통하게 하여 특정 부위를 열로 묶어 버리거나 감마나이프로 절제하는 방법이다. 대뇌의 깊은 곳에 자리하고 있는 시상,

담창구, 시상하핵이라는 부위를 파괴한다.

특히 시상을 파괴하면 떨림이 상당히 개선된다고 알려져 있다. 담창구의 파괴는 손발 등의 떨림 증상과 레보도파 제제를 장기간 사용했을 때 나타나는 이상운동증에 효과가 있다. 신경 파괴술은 젊은 층 파킨슨병에 매우 효과가 있는 수술이다.

(2) 뇌심부 자극 요법

뇌심부 자극 요법은 뇌를 자극하는 장치를 신체에 다는 수술이다. 뇌 내의 시상하핵 등에는 전극을 심고 흉부에는 자극 발생 장치를 심어 이 둘을 케이블로 연결한다. 뇌를 자극함으로써 증상의 원인이 되는 신호를 방해하여 신경 파괴술과 같은 효과를 얻는다.

신경 파괴술보다 위험이 적고 수술 합병증도 잘 나타나지 않는다. 그러나 이물이 체내에 남아 있기 때문에 감염이 생길 수 있고 선이 끊어지는 단선의 위험이 있다.

유전자 주입 수술

유전자 주입술은 현재 연구 단계로 파킨슨병 치료법으로 새롭게 주목받고 있다. 도파민을 내는 유전자를 뇌에 직접 넣어 약물 치료의 한계와 문제를 극복하고 완치의 효과를 얻기 위해 연구 중이다.

파킨슨병 수술은 약으로는 증상을 완화시킬 수 없을 때, 마모현상이나 환각 증상 등 약의 부작용이 심각하여 약의 용량을 줄여야 하는 환자에게 실행한다.

07

파킨슨 증후군
질환과는
어떻게 다른가

파킨슨 증후군이란 4대 증상(손발 떨림, 근육 경직, 동작 느려짐, 자세 반사 장애)이 나타나는 여러 가지 질환을 통틀어 말하는 것이다. 그래서 파킨슨병도 파킨슨 증후군 중 하나다. 흑질 도파민의 문제로 발생하는 파킨슨병과 파킨슨 증후군은 증상은 같지만 발명 원인은 다르다.

뇌혈관성 파킨슨 증후군, 약제성 파킨슨 증후군, 미만성 루이소체형 치매, 정상압 수두증 등 파킨슨 증후군 질환들에 대해 알아보도록 하자.

파킨슨병
· 증상이 비대칭적이다.
· 진행이 느리다.
· 항파킨슨병 제제에 대한 반응이 좋다

· 행동 느림
· 근육 경직
· 손발 떨림
· 무표정 또는 표정 경직

파킨슨 유사 증후군
· 증상이 대칭적이다.
· 자율신경계 이상이다.
· 자주 넘어진다.
· 항파킨슨병 제제의 반응이 떨어진다.

〈도표 6〉 파킨슨병과 파킨슨 증후군의 차이와 공통점

파킨슨 증후군과 파킨슨병은 손발 떨림, 근육 경직, 동작 느려짐, 자세 반사 장애를 공통적으로 보인다. 그러나 발병 원인이 다르며, 파킨슨병도 파킨슨 증후군 중 하나다.
(자료 : 서울아산병원 메디컬칼럼)

뇌혈관성 파킨슨 증후군

뇌의 혈액순환이 나빠져 일어나는 대표적인 뇌경색은 뇌의 혈관이 동맥경화로 가늘게 되어 혈액의 덩어리인 혈전(피떡)이 혈관을 막아 신체 마비와 언어 장애, 시각 장애를 일으키는 질환이다. 뇌혈관성 파킨슨 증후군은 파킨슨병과 매우 혼동하기 쉬운데 큰 차이는 환자의 자세와 걷는 모습이다.

파킨슨병의 경우는 상반신을 앞으로 구부린 채로 아장아장 걷는 모습이라면 뇌혈관성 파킨슨 증후군의 경우는 배를 내밀고 몸을 뒤로 젖힌 자세이며 안짱다리로 걷는 특징이 있어 그 차이는 한눈에 확 들어온다. 뇌혈관성 파킨슨 증후군인지, 파킨슨병인지에 대한 정확한 진단은 MRI를 통해 판단할 수 있다.

약제성 파킨슨 증후군

파킨슨 증후군을 일으키는 약은 도파민 수용체를 차단하는 작용을 가진 약이다. 예를 들면 항정신병약, 항우울증약, 혈압강하제, 뇌순환 개선제, 항암제 등이 있다.

또한 위장약이나 진통제도 장기간 복용하면 교감신경을 지나치게 긴장시켜 도파민 부족을 일으킨다. 약제성 파킨슨 증후군이 파킨슨병인지는 복용하고 있는 약을 검사하면 바로 알 수 있으며 복용하고 있는 약을 중단하면 문제 증상이 없어진다.

미만성 루이소체형 치매

미만성 루이소체형 치매는 초기부터 우울증 증세와 환각, 망상을 보이는 것이 특징이다. 파킨슨 증후군의 증상을 보이면서 치매 증상이 동반된다면 미만성 루이소체형 치매의 가능성이 높다. 미만성 루이소체형 치매의 경우 초기부터 환각이나 망상, 우울 증상이 보인다. PET, SPECT를 통해 확인되는 경우도 있지만 그 비율은 2% 정도에서 나타날 정도로 극히 적다.

정상압 수두증

정상압 수두증은 지주막하출혈이나 수막염, 뇌 외상 등으로 일어난다. 특히 고령자에게서 흔한 질환이다. 인지 기능의 저하, 게걸음 같은 보행 장애, 소변 실금이 대표적인 증상이다. 기본적으로 떨림 증세가 있다. 정상압 수두증인지의 여부는 CT나 MRI를 통해 알 수 있다.

진행성 핵상성 마비

진행성 핵상성 마비는 몸의 균형이 나빠져 잘 넘어지는 것이 특징이다. 몸을 뒤로 젖히고 턱을 치켜든 자세를 보이기 때문에 초기부터 뒤로 잘 넘어진다. 진행성 핵상성 마비는 질병 진행속도가 빨라 짧은 기간 급속히 악화되는 경우가 흔하다. CT, MRI, PET 등의 검사를 해 보면 중뇌의 위축을 볼 수 있다.

대뇌 피질 기저핵 변성증

대뇌 피질 기저핵 변성증의 경우에는 질병이 진행하더라도 한쪽으로 심하게 증상이 나타난다. 오른쪽이나 왼쪽 중 한쪽의 팔과 다리가 움직이기 어려워진다. 파킨슨병도 한쪽에서 증상이 나타나기 시작하지만 진행하면 양쪽에 증상이 나타난다. 그러나 대뇌 피질 기저핵 변성증은 질병이 진행하더라도 오른쪽이나 왼쪽 중 어느 한쪽에서 증상이 심하게 나타나는 특징이 있다.

선조체 흑질 변성증

선조체 흑질 변성증의 경우 떨림 증세가 드문 편이고 주로 50대에서 많이 발병한다는 것이 파킨슨병과의 차이다. 초기부터 양쪽에서 증상이 발생한다. 검사를 해 보면 선조체 이상이 나타난다.

뇌종양

전두엽에 종양이 있는 경우로 CT나 MRI에서 바로 진단된다. 발생 빈도는 그다지 높지 않다.

갑상선 기능 항진증

갑상선 기능 항진증에서도 떨림 증세가 나타난다. 호르몬 양의 측정으로 파킨슨병인지의 여부를 판단할 수가 있다.

갑상선 기능 저하증

갑상선 기능 저하증에서는 동작이 느린 것과 무표증의 증상이 나타난다. 파킨슨병과 비슷한 증상이지만 호르몬 양으로 파킨슨병인지 여부를 판단할 수 있다.

윌슨병

윌슨병(Wilson's disease)은 유전성 대사 질환이다. 표정이 굳어지고 손발이 떨리고 보행이 곤란해지는 증상을 보인다. 그리고 무기력과 우울 상태 등의 파킨슨 증후가 나타난다. 연령이 젊은 경우에 주의가 필요하며 혈액 검사로 진단한다.

샤이 드레거 증후군

샤이 드레거 증후군(Shy-Drager syndrome)은 주로 기립성 현기증, 배뇨 장애, 발한 장애, 변비 등의 자율신경 이상증상을 보이고 주된 증상은 일어설 때의 어지러움이다.

올리브교 소뇌 위축증

CT나 MRI에서 뇌교나 소뇌의 위축을 볼 수 있다. 말이 어눌하고 술 취한 듯 비틀거리는 걸음걸이를 보인다. 또한 동작이 느리고 손가락의 움직임이 부드럽지 못하다. 병이 진행되면 자율신경 이상 증상이나 파킨슨 증후군도 함께 나타난다.

- 파킨슨 증후군은 손발 떨림, 근육 경직, 동작 느려짐, 자세 반사 장애가 나타나는 여러 가지 질환을 통틀어 말한다.
- 파킨슨병과 파킨슨 증후군에 속하는 질환들은 증상은 비슷하지만 발병 원인이 다르며 치료 방법에도 차이가 있다.

Chapter 6

한의사가 알려주는
파킨슨병을 이기는
뇌 건강법

01

파킨슨병
치료에
도움이 되는 음식

    평소 어떤 음식을 먹고 관리하느냐에 따라 몸 세포 건강이 달라진다. 내가 평소 먹는 음식이 지금의 나의 몸을 만들기 때문이다. 다른 질환과 마찬가지로 파킨슨병도 평소에 섭취하는 음식이 중요하다. 기본은 골고루 적당히 먹되 전통적인 식사법을 기본으로 생선이나 야채를 권한다.

    그렇다면 파킨슨병에는 직접적으로 어떤 음식이 좋을까? 파킨슨병의 원인이 도파민에 있으니 이와 관련된 음식을 먹어야 할까? 아니면 오장육부의 기능 활성화에 도움을 주는 음식이 좋을까? 도파민 부족 문제는 의료진에게 처방받은 농축된 도파민제나 도파민 효

현제로도 사실 충분하다. 때문에 오장육부의 기능을 활성화하는 식
단으로 식사를 하는 것이 좋다. 오장육부를 활성화하여 중뇌 흑질에
원활한 순환을 촉진시킴으로써 흑질의 활성화를 유도하는 편이 더
효과적일 수 있다.

음식과 도파민

도파민과 관련된 음식은 무수
히 많다. 일반적으로 도파민은 단
백질의 분해 형태인 아민(amin)이
기 때문에 콩, 생선, 쇠고기, 잡
곡, 견과류 등에 분해되어 존재한
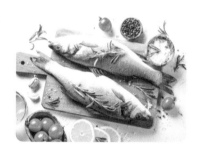
다. 그러나 딱 꼬집어 어떤 특정 음식이 도파민 분비량을 증가시킨
다는 데이터는 아직 없다. 생선이나 야채를 중심으로 한 식단도 뇌
내의 도파민을 직접적으로 증가시키지는 못한다.

다만 뇌의 동맥경화로 인한 파킨슨병이 점점 늘고 있는 점을 고
려하면 EPA나 DHA 등의 생선 기름이 혈액을 맑게 하여 혈행을 촉
진시키니 자주 섭취하는 것이 좋다.

파킨슨병에 좋은 음식

지금까지의 연구를 기초로 파킨슨병에 좋은 음식을 정리해 보면

다음과 같다. 녹차와 레몬즙, 통밀, 콩, 현미, 감자, 토마토, 피망, 블루베리, 생선, 신선한 채소과 제철 과일이다.

파킨슨병 증상으로 변비가 나타나기도 한다. 때문에 변비에 도움이 되는 버섯류나 해초류도 좋다. 식물섬유가 많은 버섯류나 해초류도 변비에 좋다. 장의 연동운동을 촉진하고 부교감신경을 향상시키는 작용이 있어 파킨슨병 환자에게 좋은 것이 다 모여 있다. 주의할 점은 파킨슨병이 진행되어 음식물을 잘 삼키지 못하는 경우에는 음식물을 잘게 썰거나 약간 걸쭉하게 하는 등 조리 방법을 달리해 보는 것도 하나의 방법이다.

녹차가 들어간 천궁다조산

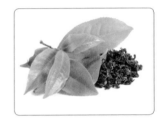

한약 처방 중에 천궁다조산(川芎茶調散)이라는 처방이 있는데 녹차잎이 생약으로 들어가 있다. 천궁다조산을 복용하게 되면 혈액 속에 도파민 양이 증가한다는 사실이 최근 입증되고 있다. 다만 문제는 뇌에는 특정 물질만 통과시킨다는 혈액뇌관문이라는 벽이 가로막고 있어 혈액 속에서 도파민의 양이 늘어나더라도 혈액뇌관문에 막혀 모두 뇌로 전달되지는 않는다는 사실이다.

녹차와 레몬즙

찻잎에는 혈액속의 도파민이 뇌관문 을 통과해 뇌 내에까지 이르게 하는 기 능이 있다고 최근 밝혀졌다. 따라서 도 파민 보충 약을 복용하는 사람이라면 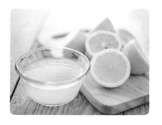 도파민을 뇌까지 제대로 운반하는 기능을 기대할 수가 있다.

찻잎의 어떤 성분이 뇌관문을 통과시키는 역할을 하는지 정확히 는 알지 못하지만 아마도 비타민C나 플라보노이드 등의 성분이 복 합적으로 작용하는 것은 아닐까 추측하고 있다. 차에도 다양한 종류 가 있지만 파킨슨병 환자에게는 녹차를 권장한다. 또한 비타민 C나 플라보노이드 등이 많이 함유된 레몬즙도 좋다. 습관 삼아 하루에 한 잔의 레몬즙을 섞은 물을 마시자.

흡연

건강에 백해무익한 것으로 꼽히는 것이 흡연이다. 그러나 흡연도 때로는 도움이 될 수 있다. 흥미롭게도 흡연이 파킨슨병의 위험을 매우 낮출 수 있다 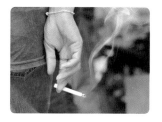 는 점이다. 담배의 성분 중 니코틴이 신경 보호 작용을 하기 때문이 다. 그러나 폐암의 위험성을 감수하면서 흡연을 권장할 수는 없다.

다만 가지과 채소에 들어있는 식물성 니코틴은 어느 정도 효과가 있는 것으로 밝혀지고 있다.

한 번 더 알아두기

- 녹차와 레몬즙, 통밀, 콩, 현미, 감자, 토마토, 피망, 블루베리, 생선, 신선한 채소과 제철 과일은 파킨슨병에 도움이 된다.

파킨슨병에
반드시
피해야 할 음식

파킨슨병 진단 시 뇌 흑질의 나이는 자연적으로 노화된 120세의 뇌 상태를 보인다. 뇌 부분만 노화가 촉진된 것으로 추측할 수 있다. 인간의 세포에는 46개의 염색체가 있는데 그 끝 부위에 텔로미어가 붙어 있어 세포분열을 가능하게 한다. 텔로미어가 모두 없어지게 되면 세포는 생명을 다하게 된다. 텔로미어가 없어지는 속도를 느리게 할 수 있거나 없어지지 않게 하는 기술을 개발한다면 노화와 관련된 질환인 파킨슨병과 치매 등의 치료에 획기적인 변화가 생길 것이다.

그러나 현재까지는 건강한 식생활과 생활방식이 세포 노화를 늦추는 가장 좋은 방법이라 할 수 있다. 앞서 소개한 파킨슨에 도움이 되는 음식(녹차와 레몬즙, 통밀, 콩, 현미, 감자, 토마토 등등)을 챙겨 먹는 것도 중요하지만 건강에 무리를 주는 음식을 피하는 것도 중요하다.

다음은 파킨슨병에 문제가 되는 음식들이다.

글루텐 포함 밀가루 음식

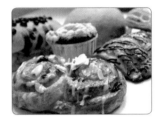

글루텐이 포함된 밀가루 음식을 피하자. 특히 설탕이 많이 들어간 빵들은 반드시 피하는 것이 옳다.

유제품

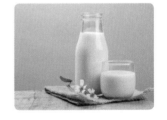

유제품을 피하자. 실제로 매일 우유한 잔을 섭취하면 파킨슨의 위험도를 20% 이상 증가시킨다는 보고들이 흔하다.

설탕과 기름

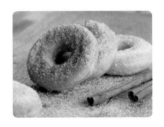

설탕이 들어간 모든 음식과 식품첨가물이 많이 들어간 각종 음료들을 피하자. 기름으로 튀긴 음식들은 피하자.

육류 섭취량을 줄이고 자연을 가득 담은 식단으로

가능하면 육류의 섭취량은 줄이고
먹이사슬의 상위에 있는 생선인 참치는
비소와 수은 등의 포함 수치가 비교적
높으니 피하는 것이 좋다. 먹이사슬의

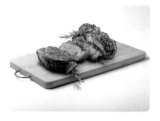

시작점인 채식을 위주로 하는 식생활이 반드시 필요한 이유이기도
하다.

파킨슨병에서 피해야 할 음식과 챙겨야 할 음식에 대한 결론은,
다른 모든 질환과 마찬가지로 병에 좋은 음식은 바로 녹색 가득 담
은 '자연'이 아니겠는가.

---

❽ 한 번 더 알아두기

파킨슨병에서 피해야 할 음식과 챙겨야 할 음식에 대한 결론은, 다른 모든
질환과 마찬가지로 병에 좋은 음식은 바로 녹색 가득 담은 '자연'이다.

03

운동 요법으로
파킨슨병을
다스린다

파킨슨병에 있어서 재활치료, 즉 운동 요법은 매우 중요하다. 특유의 증상을 억제하는 데도 도움이 되며 운동 능력을 유지하는 데도 재활치료는 반드시 필요하다. 또한 약의 양을 줄이는 데도 도움이 된다. 재활치료를 통해 약의 양을 줄여나가면 장기적으로 약을 복용해서 생기는 부작용을 어느 정도 예방할 수도 있다.

환자가 고령인 경우 파킨슨병의 진행이 더디기 때문에 재활치료가 더 큰 효과를 발휘한다. 약으로도 충분히 증상이 완화되면 '이 정도면 괜찮네' 싶어서 약물에만 의존하게 될 수도 있다. 그러나 약물에 너무 의존하면 인지 기능 저하를 초래될 수 있다. 이는 다시 치매로 진행될 수 있기 때문에 약물 치료에만 의존하지 말고 재활치료를 열심히 해야 한다. 즉 의사와 상의해 적정량의 약을 적정 시기에 복용하면서 운동 요법을 실천하도록 해야 한다.

운동 요법의 효과

파킨슨병의 4대 증상 중의 하나인 뻣뻣한 근육, 즉 근육이 굳어지고 경직되는 것을 막기 위해 몸을 움직이고 근력을 키워 근육을 풀어주는 운동 재활치료는 필수적이다. 파킨슨병 환자는 시간이 지날수록 점점 자세가 앞으로 굽어지는데 이것만 보아도 복근이 약해지고 배근이 강해짐을 확인할 수 있다. 따라서 먼저 복근의 힘을 길러 배근과 균형을 이루도록 하는 것이 바로 기본 운동 요법이다.

파킨슨병 운동 요법

(1) 손가락 관절 운동

- 가위바위보 게임을 통하여 수시로 자극을 준다. 혼자서도 할 수 있다.
- 손을 꽉 쥐었다가 쫙 펴기를 반복한다.

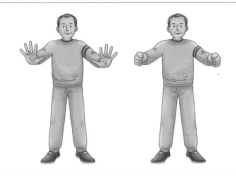

〈그림 19〉 손가락 관절 운동

(2) 어깨 및 등근육 운동

– 의자에 등을 펴고 반듯이 앉는다.

– 양손을 머리 뒤로 한 다음 상체를 오른쪽 왼쪽으로 번갈아 가
  며 비틀어 준다. 이를 반복한다.

– 양손을 머리 뒤로 한 채로 상체를 앞으로 숙였다가 원래 상태
  로 펴기를 한다. 이를 반복한다.

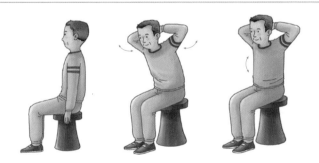

〈그림 20〉 어깨 및 등근육 운동

(3) 복부근육 강화 운동

– 반듯이 누운 후 양쪽 다리를 붙이고 45도 정도로 서서히 올린다.

– 올렸던 다리를 다시 서서히 내리되 다리가 바닥에 닿지 않게 한다. 그리고 다시 다리를 올린다.

– 다리를 올렸다 내리기를 반복한다. 3회를 1세트로 하여 5세트를 한다. 이후 차츰 세트를 늘린다.

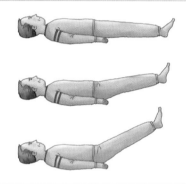

〈그림 21〉 복부근육 강화 운동

(4) 코어근육 강화 운동

– 반듯이 엎드린 후 상체를 45도 정도 서서히 일으켜 올린다.

– 올렸던 상체를 다시 서서히 내리되 바닥에 닿지 않게 한다. 그리고 다시 올린다.

– 상체를 올렸다 내리기를 반복한다. 3회를 1세트로 하여 5세트 반복한다. 이후 차츰 차츰 세트를 늘린다.

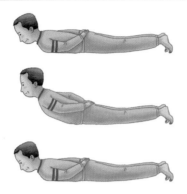

〈그림 22〉 코어근육 강화 운동

(5) 옆구리 강화 운동

- 긴 봉을 준비한다.

- 봉을 목 뒤로 하여 어깨에 걸친 후 양팔로 봉을 잡는다.

- 봉을 잡은 상태로 상체를 오른쪽 왼쪽으로 비틀어 준다(10회를 1세트로 하여 5세트를 반복하고 차츰 늘린다).

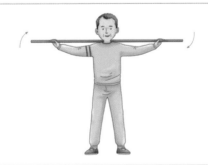

〈그림 23〉 옆구리 강화 운동

(6) 엉덩이근육 강화 운동

– 배를 깔고 눕는다.

– 무릎은 굽히지 않고 다리 전체를 올리는 느낌으로 오른발을 천
천히 들어 올린다.

– 다리를 올리고 5초 정도 버틴 후 서서히 내린다.

– 왼발도 같은 방법으로 시행한다. 오른발과 왼발을 번갈아 가면
서 반복한다.

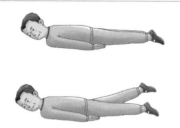

〈그림 24〉 엉덩이근육 강화 운동

🔋 한 번 더 알아두기

• 특유의 증상을 억제하는 데도 도움이 되며 운동 능력을 유지하는 데도 재
활치료는 반드시 필요하다. 또한 약의 양을 줄이는 데도 도움이 된다.

• 약물 치료에만 의존하면 인지 기능 저하가 발생할 수 있으므로 재활치료
를 열심히 해야 한다.

04

생활 속에서
파킨슨병을
관리하는 방법

파킨슨병은 한번 발병하면 진행을 멈추기가 어렵고 완치는 불가능에 가깝다. 그래서 치료의 목표를 '완치'가 아니라 '완화'에 중점을 두고 환자가 일상생활과 사회생활을 하는 데 문제가 없도록 하는 치료를 진행한다. 환자가 치료에 능동적이고 적극적으로 임하며 생활 속에서 노력을 기울이면 병의 진행 속도를 더욱 늦출 수 있다. 긍정적인 마음으로 적극적으로 치료에 임하는 환자가 더 좋은 치료 결과를 얻는 장면은 의료 현장에서 쉽게 볼 수 있다. 반면 아프거나 불편한 부분에만 집중하고 나아지지 않을 거라는 부정적인 생각은 치료에 도움이 되지 않는다.

나이와 체력, 병의 진행 단계에 맞는 운동 요법이나 평소 평화로운 감정 상태를 유지하는 것도 중요하다. 또한 가족이 병에 대한 이해를 가지고 환자를 배려해 주면 병을 극복하는 데 큰 힘이 된다.

다음은 일상생활 속에서 파킨슨병에 대응하는 방법이다.

음악을 들으며 재활훈련을 하기

음악을 들으면서 재활훈련을 하자. 음악을 통해 우리 몸의 삼차신경을 자극하게 되면 몸이 착각하여 일시적으로 도파민을 늘려 몸을 부드럽게 만든다. 음악을 듣는 것만으로도 일시적으로 도파민을 늘린 효과를 얻게 된다. 영화 〈비긴어게인〉에서 신나는 음악을 들으면서 몸을 움직이지 않는 내기의 장면이 있는데 결국 모두가 내기에 무너져가며 몸을 신나게 흔들고 말게 된다. 이렇듯 파킨슨 환자에게도 음악이 있다면 발을 앞으로 내밀지 못하는 환자에게서 발이 앞으로 나아가려는 것을 쉽게 볼 수가 있다. 즉, 귀로 들어오는 음악 자극이 대뇌를 통하지 않고 바로 중뇌로 가게 되는데, 이때 몸이 착각을 하여 도파민을 생성하게 되고 이에 따라 발이 움직이게 되는 원리이다. 때문에 파킨슨병의 재활 치료에서는 '걷는 데 부자연스러운 사람이라면 음악에 맞춰 걸으세요'라고 일반적으로 가르친다. 이때의 음악은 되도록 경쾌한 리듬이 효과적이다.

파킨슨병 환자들은 비교적 성격이 꼼꼼한 사람이 많기 때문에 좋은 음악을 통해 치료에 집중하기가 쉬운 장점도 있다.

정신적 재활치료도 중요하다.

흔히 재활치료라고 하면 신체적 문제에 한정해서 생각할 수 있다. 하지만 파킨슨병의 경우에는 정신적 재활치료도 중요하다. 파킨슨병에는 우울 증상이 비교적 많은 편이다. 이를 약으로 치료해도 정신적 스트레스가 지속되면 효과가 좀처럼 나타나지 않는다.

환자가 불안감, 실망감 등의 우울 증상을 보이면 가족이나 주위 사람들이 도와주는 것이 좋다. 환자의 이야기를 잘 들어주고, 치료나 병 극복에 대해 자신감을 갖도록 응원해 주는 것이 중요하다. 정신적으로 우울하면 그것이 스트레스가 되어 교감신경을 긴장시켜 증상이 악화된다. 때문에 환자에게 자신감이 생기도록 주위에서 환경을 조성한다면 치료도 적극적으로 받게 될 것이고 사회적 관계나 취미생활을 하는 데 큰 도움을 줄 것이다.

긍정적인 마음과 적극적인 자세 유지하기

파킨슨병에 걸리면 동작이 둔해지고 어색해지기 때문에 어떤 활동을 하려고 할 때 겁을 먹게 되거나 움츠러든다. '내 상태로는 할수 없을 거야.' '이제 나는 환자인데 못할 것 같아.' 등 부정적인 생각이 먼저 들 수도 있다. 그러나 매사에 적극적이고 긍정적으로 임하는 것은 병증 치료에 상당히 도움이 된다.

다른 병과 마찬가지로 파킨슨병 역시 증상 개선에 있어 환자의 심리 상태가 큰 영향을 주기 때문이다. 힘들다는 생각이 들거나 다소 불편하더라도 적극적으로 즐기면서 하루하루를 보내는 것이 중요하다.

도파민 분비를 늘리는 일을 하기

뇌는 좋아하는 일이나 즐거운 일을 하면 도파민 분비를 늘린다. '손이 떨리니까 위험해.' '움직임에 문제가 있어서 다칠 수 있어.' 등 파킨슨병 환자 가족은 걱정하는 마음에 환자 행동을 제한하는 경향이 있다. 하지만 환자 본인이 하고 싶은 일은 뭐든지 하도록 돕는 것이 치료에 많은 도움이 된다.

다시 한 번 강조하지만 인간은 취미나 좋아하는 것을 할 때 뇌 내에서 도파민이 늘어난다. 그러니 환자가 좋아하는 활동을 하고 취미 생활을 할 수 있도록 도와주도록 하자.

새로운 일에 도전하기

파킨슨병으로 몸 움직임이 둔해지면 '이제 움직임에 문제가 생겼으니까' 등의 이유로 새로운 일은 절대 계획하지 않기도 한다. 그러나 이는 매우 잘못된 것이다. 앞에서도 이야기했지만 좋아하는 일,

즐거운 일을 하면 뇌에선 도파민 분비가 늘어난다. 여기에 하나 더 추가하자면, 새로운 일을 하는 것도 뇌 건강에 상당히 도움이 된다. 반면 같은 일만 계속하고 행동을 억제하면 도파민 분비가 점점 저하된다.

기분이 좋아 들뜨게 하는 일, 마음이 즐거워지는 새로운 일을 찾아 도전해 보도록 하자.

외출이나 산책하기

'움직이다 다칠까 봐', '걷다가 넘어질까 봐' 외출이나 여행을 자제하기도 한다. 그러나 집에만 머무는 것은 병증 치료에 도움이 되지 않는다. 환자의 증상과 여건에 맞춰 집 밖으로 나가보자. 몸의 균형이 깨져 잘 넘어질 수 있으므로 다치지 않게 주의를 기울인다면 외출이나 여행은 큰 문제가 되지 않는다.

생활 속에서 바삐 움직이는 것 그 자체가 바로 재활치료가 된다. 밖에 나가면 집에서는 볼 수 없는 아름다운 무지개나 들판에 핀 예쁜 꽃, 멋진 풍경을 볼 기회도 생긴다.

일도 계속할 수 있다면 한다.

파킨슨병은 다른 난치병처럼 안정이 필요한 질병이 아니다. 그러므로 꼭 일을 쉬거나 그만둘 필요는 없다. 일의 내용, 증상의 정도,

환자들의 기분 상태를 봐서 계속할 수만 있으면 하는 것이 좋다. 가벼운 손 떨림 정도의 초기 증상이 시작되더라도 마음을 편안하게 유지하도록 주위에서 관심을 가져야 한다.

일상생활 속 파킨슨병 관리하기

❶ 음악을 들으며 재활훈련을 한다.

❷ 정신적 재활 치료도 중요하다.

❸ 긍정적인 마음과 적극적인 자세를 유지한다.

❹ 도파민이 분비되는 뇌가 좋아하는 일을 만들어 한다.

❺ 새로운 일에 도전한다.

❻ 외출이나 산책을 한다.

❼ 일도 계속할 수 있다면 한다.

🔋 한 번 더 알아두기

• 뇌는 좋아하는 일이나 즐거운 일을 하면 도파민 분비를 늘린다. 취미 생활이나 즐거운 일을 만들어서 하는 것은 파킨슨병 치료에도 도움이 된다.
• 넘어지거나 다치지 않도록 주의하면 외출이나 여행은 큰 문제가 되지 않는다.

05

침과 경혈 자극으로
파킨슨병을
다스린다

한방의 침 치료가 파킨슨병에 어느 정도 효과를 보인다는 것이 임상시험을 통해 증명되었다. 일본의 〈동양의학 매거진〉에 발표된 〈파킨슨병에 대한 약물 치료와 침구 치료 병용 요법의 치료 성적 (2011년)〉 임상연구 논문에 따르면, 침 치료를 받을 경우 병의 진행 속도를 늦출 수 있다는 것을 알 수 있다.

이 임상연구에서 파킨슨병 환자 203명을 침 치료를 받은 그룹과 침 치료를 받지 않은 그룹으로 나누어 5년 후의 중증도를 조사하였다. 그 결과 침 치료를 받은 그룹은 받지 않은 그룹에 비해 병의 진행에 따른 5단계 분류에서 무려 2단계가 낮았다고 한다.

침 치료는 부교감신경을 우위 상태로 하는 혈자리를 기본으로 한다. 그리고 차츰 환자 개개인의 병증과 상태에 맞춘 최적의 경혈을 찾아 침 치료를 한다.

침 치료의 효과

침 치료를 받으면 파킨슨병 증상이 확실하게 가벼워진다. 예를 들어 중증도 3단계는 병증이 상당히 진행된 상태로 보행 장애를 보인다. 이 파킨슨병 3단계 상태에서 침 치료를 꾸준히 받으면 증상 정도가 두 단계 정도 내려간다. 그래서 1단계의 안정 시 떨림이나 근육이 뻣뻣한 정도를 보인다.

침 치료는 뇌혈관성 파킨슨 증후군 환자의 증상 개선에도 효과가 있다.

파킨슨병 진행 단계가 높아도 침 치료를 꾸준히 병행하면 몸을 움직여 일상생활이 가능하게 된다. 그러면 요양병원 등에 입원하지 않고 집에서 생활할 수 있게 된다. 그래서 침 치료를 통한 중증도의 차이는 의미가 크다고 할 수 있다.

침 치료 효과의 원리 1
부교감신경을 우위로 한다

파킨슨병 환자는 교감신경이 우위에 있으며 과립구가 많다. 자율신경의 균형에 의하여 백혈구 가운데 과립구와 림프구의 비율이 달라진다. 교감신경이 긴장하면 과립구의 수가 늘며 림프구 수는 줄게 된다. 반대로 부교감신경이 우위에 있으면 과립구의 수는 줄고 림프구 수는 증가한다.

파킨슨병 환자의 백혈구는 과립구가 약 70% 이상이고 림프구는 20% 전후이다. 건강한 일반인의 비율을 보면 과립구는 54~60%, 림프구는 35~41%이다. 하지만 파킨슨병은 뚜렷하게 과립구가 너무 많다. 다시 말해 교감신경이 과긴장 상태라는 의미이다. 교감신경이 우위에 있게 되면 파킨슨병을 일으키기 쉽다. 침 치료는 부교감신경을 우위에 두기 때문에 파킨슨 증상이 가벼워지게 되는 것이다.

침 치료 효과의 원리 2
부교감신경 우위로 인한 도파민 증가

부교감신경을 우위에 두면 도파민이 증가한다. 파킨슨병 환자에게 침 치료를 하면 실제로 뇌 내의 도파민 분비량이 늘어난다는 것도 밝혀졌다. 과립구는 유해한 활성산소의 발생원이다. 침 치료를 통하여 교감신경 우위에서 부교감신경 우위로 하게 되면 과립구가 줄어들기 때문에 유해한 활성산소도 줄어들게 된다.

이렇게 되면 뇌의 신경세포 기능도 활성화되어 도파민 분비량이 늘어난다. 일반적으로 침 치료라는 것은 뇌 내의 호르몬 균형을 조절하는 작용이 강하다. 알고 보면 침 치료는 도파민에 국한하지 않고 줄어들게 된 것은 늘리고 많아지게 된 것은 줄여서 매우 적합한 균형 조정 작용이 있다.

침 치료 효과의 원리 3
삼차신경 자극으로 인한 도파민 증가

삼차신경을 자극하면 도파민의 양은 늘어나게 된다. 파킨슨병에 침 치료 시 합곡, 족삼리 외에 머리 주위의 경혈에 침을 놓아 삼차신경을 자극하는 치료법이 있다. 삼차신경을 자극하게 되면 이 통증 자극은 대뇌를 통하지 않고 곧바로 중뇌에 들어가기 때문에 몸은 착각하여 일시적으로 도파민 양을 늘리게 된다.

이는 동물실험에서 증명되었다. 사람의 경우에도 머리에 침을 놓으면 단기간이지만 파킨슨병 증상이 분명 가벼워진다.

그러나 이 효과는 3~4일 정도 밖에 지속되지 않으므로 지속적인 치료를 필요로 한다. 이것은 일시적으로 도파민 방출량이 늘어난 것으로 향후 계속하여 도파민 그 자체의 양이 늘어나는 것은 아니기 때문에 결국에는 도파민 부족이 일어나게 된다. 때문에 침 치료는 꾸준히 해야 한다. 1주일에 최소 2회 이상은 치료받기를 권한다.

환자 스스로 할 수 있는 경혈 자극법

환자가 바늘로 찌르는 것처럼 느껴져 침 치료를 무서워하는 경우도 있다. 이런 경우 해당 혈자리를 중심으로 한 마사지 치료를 시행하기도 한다. 그러나 마사지는 뻣뻣한 근육을 풀어 주는 데 도움은 되지만 파킨슨병 환자에게는 침 치료가 확실히 필요하다.

파킨슨병 치료에 있어 대표 혈자리는 손의 합곡과 다리에 있는 족삼리이다. 파킨슨병 환자는 교감신경이 긴장되어 있고 부교감신경이 약해진 상태이다. 합곡과 족삼리 이 두 혈을 자극하면 부교감신경을 우위로 해주며 도파민을 증가시킨다. 합곡과 족삼리의 자극 효과는 매우 뛰어나다.

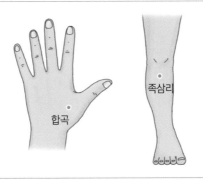

〈그림 25〉 합곡과 족삼리 위치

합곡과 족삼리를 자극하면 부교감신경을 우위로 해주며 도파민을 증가시킨다. 부교감신경이 우위를 차지하는 밤 시간대에 합곡과 족삼리를 수시로 자극하면 효과가 좋다.

부교감신경이 우위를 차지하는 밤 시간대에 합곡과 족삼리를 수시로 자극하여 긴장을 해소하고 정신을 편안하게 만들어 보자.

한 번 더 알아두기

임상연구를 통해 침 치료가 파킨슨병의 진행을 낮추는 데 효과가 있음이 밝혀졌다. 파킨슨병 치료에 있어서의 침 시술은 부교감신경을 우위 상태로 하는 혈자리를 기본으로 한다.

06

마니봉 요법으로
파킨슨병을
다스린다

마니봉 요법에 대해서는 '파트 1 치매'에서 상세하게 설명하였다. 마니봉 요법은 꽈사 요법을 모태로 하고 있으며 봉으로 병소 부위를 타봉하여 피부 깊숙한 곳의 어혈과 독소를 뽑아내게 하여 병의 뿌리를 근본적으로 해소시킨다. 치매 치료에서처럼 파킨슨병 치료에 있어서도 마니봉 요법은 큰 치료 효과를 보인다.

앞서도 이야기했지만 마니봉 요법의 치료 원리는 어혈과 노폐물을 표피층으로 끌어올려 수분대사를 통해 자연스럽게 소변으로 배출하게 하여 혈액이 맑아지게 하고 기혈을 활성화시키는 것이다. 이때 혈액순환 개선, 신진대사 촉진이 이루어지고 면역력이 높아지면서 질병의 치료 효과가 생기는 것이다.

파킨슨병 치료에 어떻게 도움이 되나

다른 질환 치료에서와 마찬가지로 파킨슨병 치료에 있어서 마니봉 요법이 효과를 보이는 이유는 이렇다. 첫째 혈액순환을 원활하게 하여 막힌 곳을 뚫어준다. 인체의 전 기능을 올려줌으로써 떨림과 근육 경직, 불편한 자세 등의 증상 완화에 도움이 된다. 둘째 뭉친 근육들을 이완시켜 소통이 잘 되도록 한다. 이로써 근육 경직 완화와 해소에 도움이 된다. 셋째 기와 혈이 막힌 곳을 뚫어주어 각종 근육의 통증을 해소시킨다. 이 역시 행동 장애와 근육 경직 해소에 도움이 된다. 넷째 내장 기관이 튼튼해져 다양한 만성 질병에 탁월한 예방 및 치료 효과를 기대할 수 있다. 전체적인 신체 기능을 올리면 심적인 상태도 좋아지고 이는 다시 건강이나 증세 완화로 이어진다.

마니봉 요법이 우리 몸에 미치는 영향

❶ 혈액순환을 원활하게 하여 막힌 곳을 뚫어준다.

❷ 뭉친 근육들을 이완시켜 소통이 잘 되도록 한다.

❸ 기와 혈이 막힌 곳을 뚫어주어 각종 근육통을 해소시킨다.

❹ 내장 기관이 튼튼해져 만성 질병에 치료 효과를 기대할 수 있다.

파킨슨병 치료를 위한 마니봉 요법 부위

대추혈은 수, 족삼양경과 독맥이 모이는 곳이며, 열결혈은 수태음폐경의 락혈로서 기를 조절하고 떨림을 진정시키고 지통한다. 합곡, 곡지, 삼음교혈은 어혈을 풀어 경락을 소통시킨다. 간유, 신유, 족삼리혈과 기해혈을 배합하게 되면 기혈을 보충하게 된다. 공손혈, 풍륭혈은 담을 삭이고 경락 소통하며 풍지, 양릉천, 태충혈은 근맥, 경락소통과 바람을 잠재운다.

다음 그림에서의 부위를 마니봉 요법으로 두들겨 주면 된다.

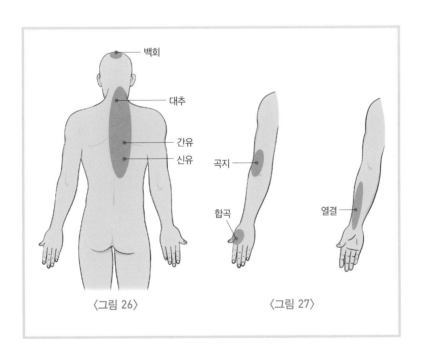

〈그림 26〉　　　　　〈그림 27〉

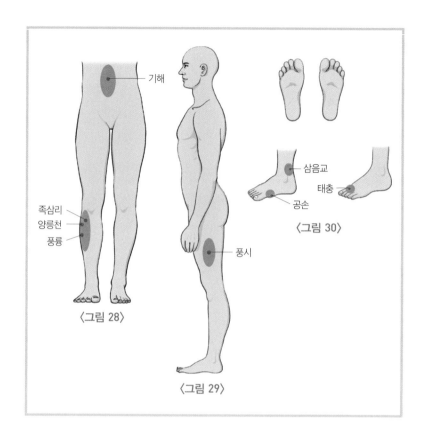

기해

삼음교

태충

공손

〈그림 30〉

족삼리
양릉천
풍륭

풍시

〈그림 28〉

〈그림 29〉

마니봉 요법은 혈액순환을 원활하게 하여 막힌 곳을 뚫어주고, 근육들을 이 완시켜 소통이 잘 되도록 해준다. 손발 떨림과 근육 경직, 불편한 자세 등의 증상 완화에 도움이 된다.

07

파킨슨병
치료를 위한
명민제와 해청단

'파트 1 치매'에서 치매 치료에 있어서 명민제와 해청단의 효능에 대해 설명하였다. 뇌 기능 활성제인 명민제와 해청단은 파킨슨병 치료에서도 효과를 보인다.

이외에도 중풍의 예방과 치료, 당뇨병, 고혈압, 고지혈증 등의 만성 소모성 질환에도 효능을 보인다. 또한 만성 피로와 불면증에도 효과가 있다. 즉 혈액순환, 뇌 기능 개선 등에 있어서 폭넓게 효과를 보인다고 할 수 있다.

명민제와 해청단이 도움이 되는 질환

❶ 중풍의 예방과 치료

❷ 당뇨병 ,고혈압, 고지혈증 등의 만성소모성 질환

❸ 치매 및 파킨슨병의 예방과 치료

❹ 만성피로감 및 불면증 등

제형에 따른 명민제 종류

명민제는 뇌 기능 활성 한약재로 제형에 따라 명민원과 명민단, 명민환 등이 있다. 명민원은 농축 진액 제형으로 음식을 삼키기 어려워하거나 한약 냄새에 민감한 사람들에게 편리할 것이다. 명민단은 고순도 꿀을 사용하여 둥글게 빚은 알약 형태다. 한약 맛과 기운을 느낄 수 있는 제형이고 신속한 효과를 보인다. 명민환은 명민단을 작게 농축한 작은 알약이다. 소량을 복용해도 같은 효과를 얻을 수 있으므로 장기 복용 시 부담이 적다.

파킨슨병 치료에 도움을 얻기 위해 명민제를 복용하고자 한다면, 한의사와 상의하여 환자의 상태와 병증에 맞춰 적합한 제형을 처방받으면 된다.

치매에 처방되는 해청단과 파킨슨병에 처방되는 해청단의 차이

앞서 파트 1에서 치매 치료 시 처방되는 해청단의 주요 약재가

지네, 거머리, 지렁이라고 하였다. 또한 여건이 된다면 여기에 더욱 귀한 약재인 천산갑을 추가하기도 한다. 지네, 거머리, 지렁이는 혈행에 효과가 좋은 대표적인 약재다. 이들은 혈액순환을 원활히 하여 증상을 개선하는 효과를 낸다. 파킨슨병 치료에 처방하는 해청단은 여기에 7가지 정도의 천연 약재를 추가하여 구성한다.

파킨슨병 치료를 위한 해청단의 오공(지네)

오공(지네)은 노화를 방지하는 보신(補腎)작용이 있고 노화로 인한 근육과 뼈의 통증에 효과가 있다고 알려져 있다. 남성의 강정제로도 사용된다. 체력강화 기능이 있기 때문에 피로감이 심한 사람에게 권장된다.

파킨슨병 치료를 위한 해청단의 수질(거머리)

수질(거머리)은 혈액을 맑게 하는 대표 한약이다. 지네, 거머리, 지렁이 중에서 거머리의 혈액 개선 효과가 가장 뛰어나다. 거머리는 손발의 경직이 심한 사람에게 권장된다.

파킨슨병 치료를 위한 해청단의 지룡(지렁이)

지룡(지렁이)의 효과는 거머리와 비슷한데 지렁이가 더 부드럽게 작용한다. 피로감보다 손발 경직이 심한 사람에게 권장된다.

파킨슨병 치료에 있어서 해청단 처방의 목적

파킨슨병을 치료하기 위해 해청단을 처방하는 이유는 다음과 같다. 첫째 질병에 대한 근원적인 자생력을 갖추게 하여 우리 몸이 가진 자연치유력을 회복하게 하기 위한 것이다. 둘째 혈액을 맑게 하여 순환을 도우며 약해진 혈관벽을 튼튼하게 하기 위한 것이다. 즉 해청단은 혈액순환을 방해하는 어혈을 제거해 신진대사를 활발하게 해준다는 점이다. 셋째 만성 소모성 질환과 각종 약물의 장기간 복용 그리고 노화로 인한 우리 몸에 쌓인 각종 독소들을 제거하기 위해서이다.

파킨슨병을 치료할 때 해청단은 병의 정도와 나이에 따라 복용 기간이 달라진다. 집중적인 치료를 위해서는 3~6개월 정도의 복용을 권한다.

파킨슨병에 해청단을 처방하는 이유 세 가지

❶ 근원적인 자생력을 갖추어 몸이 가진 자연치유력을 회복하게 한다.

❷ 혈액을 맑게 하여 순환을 도우며 혈관벽을 튼튼하게 한다.

❸ 만성소모성 질환과 각종 약물의 장복으로 인해 몸에 쌓인 각종 독소들을 제거한다.

- 파킨슨병 치료에 처방되는 해청단은 치매 치료에서의 해청단과 한약재에 차이가 있다.
- 해청단이 파킨슨병에 유용한 이유는 몸이 가진 자연치유력을 회복하게 하고, 혈액을 맑게 하여 순환을 도우며 혈관벽을 튼튼하게 하기 때문이다.

08

파킨슨병
치료를 위한 한약재와
한방 처방

항파킨슨병 약은 흥분, 오심과 구토 등의 부작용이 나타나기도 한다. 한약에는 이런 부작용을 억제하는 효과가 있다. 한약은 해당 증상에만 효과를 내지 않고 전체적으로 떨어진 기력을 보완하고 체력을 끌어올리면서 몸의 면역력을 강화시킨다. 그렇기 때문에 항파킨슨병 약을 복용하면서 한약을 병용하면 부작용을 줄일 수 있고, 양약의 양을 줄일 수 있다.

한방에서 파킨슨병 치료의 한약 처방 기본 방침은 이렇다. 첫째 뇌에 쌓인 독소를 제거하여 뇌의 원래의 기능을 회복시킨다. 둘째 피를 맑게 하고 혈류를 좋게 하여 신경전달을 개선한다. 발병하고 시간이 많이 지난 환자는 한약을 복용해도 효과가 나타나기까지 시간이 걸린다. 초기일수록 한약의 효과도 빠르기 때문에 가능하면 초기부터 한약 처방을 받아 함께 복용하길 권한다.

천마(天麻), 단삼(丹蔘), 노회(蘆薈, 알로에)는 파킨슨병 치료를 위한 한방 처방에 많이 활용되는 한약재이다. 그리고 작약감초탕(芍藥甘草湯), 진무탕(眞武湯), 팔미지황환, 우차신기환(牛車腎氣丸) 등은 파킨슨병 치료에 도움이 되는 한약 처방이다. 이들 한약재와 처방에 대해 간단하게 살펴보자.

대표 약재 1 천마

천마를 사용하는 한약으로는 천마조등산(天麻釣藤散)이 유명하다. 고혈압, 현기증, 두통 등에 많이 사용한다. 이외에도 경련, 떨림 등의 증상 개선에도 많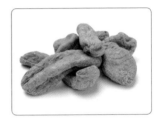이 사용한다. 이런 이유로 파킨슨병 치료를 목적으로 하는 처방에도 빼놓을 수 없다.

대표 약재 2 단삼

천마 다음으로 사용되는 것이 단삼이다. 파킨슨병 치료를 위한 한약에 약 80% 정도로 사용된다. 앞에서 언급했듯이 파킨슨병은 뇌 질환으로 노화와 아주 관련이 깊은 질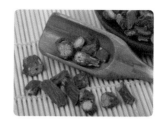
병이다. 그래서 한방에서는 신(腎)을 보
완하고 뇌혈류를 개선하는 방법을 모색
한다. 본래 단삼은 심장, 신장, 뇌 등의
혈류 장애 치료에 사용해 왔다. 하지만 최근에는 뇌혈류 개선 효과
에 더욱 주목이 쏠리고 있다. 그래서 파킨슨병 치료 처방에 빼놓을
수 없는 한약재이다.

대표 약재 3 노회

노회는 알로에다. 고령인 환자라면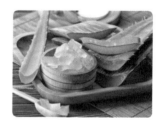
물을 많이 마시는 것보다 알로에를 섭
취하는 것을 추천한다. 파킨슨 환자는
변비에 걸리지 않도록 주의해야 하는데
이는 변비가 손발 떨림을 악화시키기 때문이다. 파킨슨병은 교감신
경의 과긴장이 그 원인이라는 점은 앞서 얘기했다. 교감신경이 긴장
되고 이에 반해 부교감신경의 활동이 약해지면 장기나 기관의 배설
능력이 떨어지게 되고 소변이나 대변의 배설도 힘들어지게 된다.

원래 이러한 대소변 장애가 파킨슨병을 유발했다고 할 수 있지
만, 변비는 손발의 떨림을 더욱 악화시켜 악순환에 빠지게 하는 것
만은 틀림없다. 따라서 변비에 걸리지 않도록 하는 것이 중요하다.

물을 많이 마시는 것은 변비를 막는 데 도움이 된다. 그러나 고령이면서 심장이 약한 환자라면 많은 물이 심장에 부담을 준다. 때문에 물보다도 알로에를 갈아서 하루에 한번 마시는 것이 좋다.

알로에에 포함된 플라보노이드는 항산화 작용을 한다. 또한 알로에의 약간의 쓴맛은 부교감신경을 높이는 효과가 있다. 이런 점에서도 파킨슨병 치료에 도움이 된다고 할 수 있다.

한약 처방 1 작약감초탕

미국 세인트존스병원에서 이루어진 한 실험에서 작약감초탕이 혈액 중에 도파민을 증가시킨다는 결과가 나왔다. 한약이 환자의 혈중 도파민을 확실히 증가시킬 수 있다고 보여지나 혈중의 도파민 양이라는 것은 뇌 내의 도파민 양과는 완전히 다르기 때문에 그다지 참고할 만한 것이 아니라는 주장도 있다.

한약 처방 2 진무탕과 우차신기환

파킨슨병은 손발 떨림과 근육 경직 증상이 나타난다. 이런 증상은 추울 때 더욱 악화된다. 이러한 유형의 증상에는 진무탕과 팔미지황환에 생약을 가미한 우차신기환(牛車腎氣丸) 등 몸을 따뜻하게 하는 성질의 한약을 처방한다.

몸 전체를 따뜻하게 하는 한약에 개미, 거머리, 지렁이 등의 곤충류 한약재를 추가하여 구성하면 혈류가 좋아지고 신경이나 근육 기능 개선에 효과가 있다.

이 처방들은 완치까지는 이르지 않더라도 증상을 완화시키고 진행을 더디게 하는 뚜렷한 효과가 있다.

한 번 더 알아두기

- 파킨슨병 치료를 위한 한약 처방 기본 방침은 뇌에 쌓인 독소를 제거하여 뇌의 원래의 기능을 회복시키는 것, 피를 맑게 하고 혈류를 좋게 하여 신경전달을 개선하는 것이다.
- 발병 후 시간이 많이 경과되면 한약의 효과가 늦게 나타날 수 있다. 가능하면 진단 초기부터 한약 처방을 받아 함께 복용하는 것이 좋다.

09

도파민을 증가시키는
얼굴 · 머리,
손톱 자극하기

파킨슨병은 뇌 내의 신경전달물질인 도파민이 감소하여 발병한
다. 그렇기 때문에 약물요법을 통해 도파민을 보충해 줘야 한다. 성
실하게 약을 복용하는 것이 가장 기본적인 치료 방법이다. 여기에
건강한 생활습관을 갖는 것, 영양 성분 좋은 식사를 하는 것, 운동을
하는 것, 사람들과 관계를 만들고 취미 활동 등 즐거운 일을 하는 것
을 더하면 파킨슨병 치료에 상당한 도움이 된다고 하였다.

집에서 혼자서도 손쉽게 짬이 날 때마다 할 수 있는 자가 치료법
으로 얼굴과 머리 주무르기와 손톱 주무르기가 있다. 아침에 얼굴
주무르기와 밤에 손톱 주무르기로 도파민을 증가시키자.

얼굴 · 머리 주무르기

얼굴과 머리를 주무르는 방법은 간단하다. 눈썹 주위 찬죽혈 부근, 눈가 아래쪽 영향혈 부근, 입가에서 아래쪽 대영혈 부근, 백회혈을 중심으로 머리 전체를 자극하여 주는 것이다. 이 부위들을 손가락 끝으로 아프다는 느낌이 들 정도로 자극해 준다.

얼굴의 찬죽혈과 영향혈, 대영혈 부위에서 뇌신경 속의 가장 큰 신경인 삼차신경의 첫 번째 가닥과 두 번째 가닥, 세 번째 가닥이 통과하고 있다. 이 세 가닥이 하나로 모여 뇌의 중추로 연결된다.

아픈 느낌이 들 정도로 주무르면 삼차신경을 자극하여 뇌 중추의 경락(에너지 통과길)을 지나 뇌 내를 자극하여 도파민을 분비하게 된다. 같은 원리로 머리 꼭대기 주변을 수시로 손가락으로 누르듯이 힘을 주어 머리를 자극하면 좋다.

도파민 분비에 도움이 되는 혈자리

❶ 눈썹 주위 찬죽혈

❷ 영향혈 부위와 눈가 아래

❸ 대영혈 부위와 입가 아래

❹ 머리 제일 꼭대기인 백회혈과 머리 전체

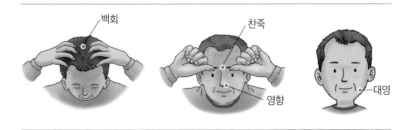

〈그림 31〉 도파민 분비 혈자리와 주무르는 방법

도파민을 생성하는 손톱 주무르기

부교감 신경을 자극하여 교감신경보다 우위에 두면 도파민이 늘어 파킨슨병의 증상을 완화시키는 데에 도움이 된다. 이때 필요한 것이 손톱 주무르기이다.

한쪽 손톱의 양끝을 반대쪽 엄지와 검지로 꼭꼭 주무르면 되는데 손톱 끝에는 신경이 밀집되어 있어 이곳을 강하게 자극하게 되면 부교감신경이 일시적 우위를 차지하게 된다. 자극은 약해도 상관이 없지만 가능하면 시원할 정도의 자극이 필요하다. 엄지손가락에서 새끼손가락까지 순서대로 두 손의 손톱을 모두 주무른다. 발톱도 같이 주무르면 좋다.

손톱과 얼굴 어느 한쪽만 주무르는 것이 아니고 두 곳 모두를 같이 하는 것이 중요하다. 시간상으로는 부교감신경은 밤에 활동하는 신경이므로 손톱은 밤에 자기 전에 주무르고 아침에 일어나자마자 얼굴과 머리 부위를 주물러 상쾌한 하루를 시작하자.

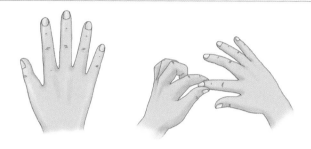

〈그림 32〉 손가락 자극 부위와 자극 방법

집에서 혼자서도 손쉽게 짬이 날 때마다 할 수 있는 자가 치료법으로 얼굴과 머리 주무르기와 손톱 주무르기가 있다. 아침에 얼굴 주무르기와 밤에 손톱 주무르기로 도파민을 증가시키자.

FAQ

|

파킨슨병에 대해
환자와 보호자들이 자주 물어보는
질문 19가지

01 어머니가 치매를 앓고 계시고 최근 행동이 부자연스러워졌습니다. 운동 장애가 온 것 같은데, 혹시 파킨슨병인가요?

일반적으로는 파킨슨병이 오랫동안 진행이 되게 되면 치매로 가는 경우가 흔합니다. 뇌의 퇴행성 질환인 치매의 경우에서도 몸이 둔해지고 관절이 뻣뻣해지고 근육 통증이 발생하는 등 파킨슨병 증상이 동반되기도 합니다. 이러한 파킨슨병 증상이 나타나면 원인에 따른 치료 방향이 다르기 때문에 전문가의 정확한 감별이 필요합니다.

02 파킨슨병도 전염이 되는가요?

파킨슨병은 퇴행성 질환으로 전염되지 않습니다. 물론 파킨슨병과 비슷한 증상을 일으키는 감염성 질환도 있기는 합니다. 예를 들면 야콥

병, 뇌염 후유증 등입니다. 그렇다 하더라도 이러한 질환이 일상생활에서 감염되는 경우는 거의 없습니다. 이들 질환은 검사에서도 파킨슨병과 명확하게 구분됩니다. 기본적으로는 파킨슨병은 전염되지 않습니다.

03 손이 떨리면 모두 파킨슨병인가요? 아니면 손이 떨리지 않는데도 파킨슨병일 수 있나요?

손 떨림을 일으키는 질환은 파킨슨병 외에도 많습니다. 전문가의 진단이 필요하지만 손을 움직이지 않고 가만히 있을 때 손 떨림이 있다면 파킨슨병일 가능성은 높다 할 수 있습니다.
임상에서는 파킨슨병일 경우 대부분 손 떨림을 가지고 있습니다. 연구에 의하면 손 떨림 증상은 파킨슨병 초기에는 70% 정도에서 관찰되고 병이 진행될수록 대부분의 환자에게서 나타납니다.

04 파킨슨병을 진단받기 전에 수년간 우울증을 앓아 왔어요. 최근에는 더욱 이유 없이 불안해져 삶의 의욕이 많이 떨어졌습니다. 파킨슨병과 우울증이 관계가 있나요?

많은 파킨슨병 환자에게서 우울증은 동반이 됩니다. 파킨슨병에서는 일반적인 우울증과는 약간 차이가 있는데 불안이 심하고 기운이 떨어져 많이 피곤해 하며 집중력이 떨어지는 특징이 있습니다. 파킨슨병에서 우울증이 생기는 이유는 파킨슨병 자체로 인한 감정의 변화와 뇌신경 손상에서 오는 직접적인 영향 탓입니다.

불안 증상 역시도 파킨슨병의 비운동 증상 중의 하나입니다. 원인은 명확히 밝혀지진 않았지만 도파민 부족과 함께 불안, 우울, 걱정과 슬픔 등의 정서적인 부분을 담당하는 여러 신경전달물질의 불균형이 이유가 될 것입니다.

휴식과 취미 생활, 요가 등의 정적인 운동을 통하여 심리적 이완을 유도하여 스트레스를 지혜롭게 조절하고 관리하는 것이 필요합니다. 그리고 가족의 응원도 많이 필요하구요.

05 40대 초반에 파킨슨병 진단을 받았어요. 보통 나이가 들어서 파킨슨병이 온다는데, 어떻게 미래를 설계해야 할지 답답합니다.

파킨슨병은 대부분 50대 이후에 발병하지만 50대 이전에도 30% 정도로 발병합니다. 특히 20~40대 사이에 발병하는 경우를 유년기 파킨슨병으로 따로 분류하기도 합니다. 대개의 경우 40대 이전에 발병을 하는 경우는 유전성 경향이 높다고 알려져 있습니다.

이른 나이에 발병이 되면 정상적인 사회활동과 가정생활, 사회적인 교류 등에 엄청난 어려움이 따릅니다. 이로 인해 대인기피, 우울증 등 감당해야 할 극복 과제가 많아 어떤 면에서는 노인에게서 발병된 경우보다 심각할 수 있습니다. 치료에 있어서도 약물에 따른 장기 합병증 가능성이 높습니다. 때문에 전문가와 장기적인 계획을 세우는 것이 좋겠습니다.

06 변비와 파킨슨병과의 연관성이 있나요?

파킨슨병은 주로 운동 증상들로 많이 표현되지만 비운동 증상을 겪는 경우도 많습니다. 비운동 증상으로는 변비를 비롯해 불면, 정서적 장애, 인지 기능 저하, 통증, 피로 등이 있습니다. 특히 변비는 파킨슨병에서 흔한 증상 중에 하나입니다. 변비는 파킨슨병의 운동 증상이 나타나기 오래전부터 선행되는 증상입니다. 많은 파킨슨병 환자에게서 장과 관련된 신경학적 문제와 관련이 있다고 보고가 됩니다. 물론 약물, 식습관, 운동, 생활습관에 따른 변비일 수도 있으므로 의사와 상의해서 판단해야 합니다.

07 소변을 자주 봐도 파킨슨병일 수 있는 건가요?

소변 문제는 다양한 이유로 발생합니다. 파킨슨병에서 소변 문제는 발병 초기부터 발생하는 경우가 많습니다. 파킨슨병에서 발생하는 배뇨 문제는 자율신경 기능과 관련이 있습니다. 자율신경은 본인의 의지와 관계없이 자율적으로 조절하는 신경계로 우리 몸에 여러 곳에 분포되어 있습니다.

배뇨 문제가 발생하면 편하게 잠을 자기가 힘들며 자주 화장실을 드나들게 되기 때문에 쉽게 피로가 올 수밖에 없습니다.

08 파킨슨병 검사에서 후각 검사는 왜 필요한가요?

파킨슨병 진단 시에 냄새를 맡는 후각 검사를 하는 데는 이유가 있습니다. 후각 기능이 떨어진 사람이 정상인에 비해 파킨슨병 발병 위험도가 5배 정도 높기 때문입니다. 초기 파킨슨병 환자에게서 후각에 관련된 뇌 구조물에 특징적 병리 소견이 발견되므로 파킨슨병의 운동 증상에 선행되어 나타날 수 있다는 연구 결과가 있습니다. 그래서 후각 검사는 파킨슨병의 조기 진단에도 도움이 됩니다.

09 파킨슨병 환자인데 요즘 땀이 너무 많이 납니다. 괜찮은 건가요?

파킨슨병 환자에게서 가장 흔한 증상 중에 하나가 다한증입니다. 이는 심한 이상 운동증이나 운동 동요와 연관성이 있습니다. 약의 효과가 떨어지거나 이상 운동증이 발생한 경우에 더욱 뚜렷해집니다. 파킨슨병에서 땀 분비 이상은 뇌와 말초신경의 땀 분비 조절 장애에 의하여 생깁니다. 심한 이상 운동증에 따른 과도한 움직임 자체가 파킨슨병에서 줄어든 땀 분비를 보상하기 위한 하나의 증상이라 할 수 있습니다.

10   파킨슨병 환자인 아내가 침을 자주 흘리는데 어떻게 하나요?

침 흘림의 정도는 대부분 입술이나 턱까지 흐르는 정도인데 심할 경우
에는 손수건을 대고 있어야 할 정도가 될 때도 있습니다. 이러한 현상
은 삼키는 능력이 떨어져서 침이 입 밖으로 흘러나오게 되기 때문입니
다. 평소에 침을 자주 삼키는 습관이 필요합니다. 이 증상은 남자 환자
에게서 더 흔합니다.

11   파킨슨병으로 진단받은 지 10년이 지나갑니다. 최근 들어 부쩍 피로하
고 기운이 없습니다. 어떻게 해야 하나요?

피로 증상은 누구에게나 흔한 증상이기도 하지만 신경질환에서 피로
는 우울증, 서동증, 근육 경직 등 여러 이유로 발생이 됩니다. 파킨슨병
과의 관계를 바로 연결하기는 어렵지만 유병 기간이 길게 되면 피로는
증가하게 되어 있습니다. 피로는 수면 장애나 정신적 불안, 우울감 등
과 함께 오기 때문에 삶의 질도 그만큼 떨어집니다. 운동을 비롯해 구
체적인 극복 플랜이 필요합니다.

12 잠을 자다 쥐가 나서 자주 깹니다. 왜 그러는 건가요?

파킨슨병이 오래되면 약효의 지속 시간이 짧아집니다. 이로 인하여 발이 꼬이면서 쥐가 나는 근육 긴장 이상증이 자주 발생합니다. 취침 중에 잠을 깨게 되면 불안해질 수는 있습니다. 그러나 이런 경우에는 1~2시간이면 자연스럽게 해소가 됩니다. 때문에 걱정할 필요는 없습니다. 다만 자주 증상 발현이 된다면 담당 의사를 통해 약물을 조절할 필요가 있습니다.

13 발음이 정확하지 않고 목소리가 점점 작아집니다. 어떻게 해야 하나요?

시간이 지날수록 파킨슨병 환자는 목소리가 작아지고 발음이 부정확해집니다. 나아가 자신감이 없어지면서 대화 능력이 떨어지게 됩니다. 이는 발음에 관여하는 근육의 움직임이 느려진 탓입니다.
평소에 말할 때 호흡에 유의해야 하는데 습관적으로 충분히 코로 숨을 깊게 들이마시고 내쉴 때 발음하는 것에 익숙해져야 합니다. 발음이 정확하지 않는 이유는 발음이 느려져서입니다. 또한 발음에 관여하는 근육들이 씹고 삼키는 데에도 영향을 주기 때문에 음식물을 먹을 때 충분히 저작 후 천천히 먹는 습관이 필요하며 물을 마실 때에도 조금씩 삼키거나 필요할 경우 빨대를 이용하는 것이 좋습니다.

14 PET 검사란 무엇인가요?

PET 검사를 흔히 양전자 방출 단층 촬영이라 부릅니다. 보통 암의 전이를 확인하기 위해 전신을 촬영하는 검사입니다. 암 전이 검사 이외에도 PET 검사는 심장 질환, 파킨슨병이나 치매 등의 뇌 질환 검사에도 유용하게 활용됩니다. 일반적으로 많이 알려진 MRI(뇌 자기 공명 검사)가 뇌의 구조를 보는 검사라면 PET 검사는 뇌 기능을 보는 검사라고 쉽게 이해하면 됩니다.

15 파킨슨병으로 진단을 받았는데 어떻게 해야 할지 몰라 막막합니다.

파킨슨병은 완치가 어려운 신경 퇴행성 질환이기에 그 심정 충분히 공감이 됩니다. 그러나 다행히도 파킨슨병은 수명에 큰 영향을 주지 않습니다. 해결할 수 없는 것은 겸허히 수용하고 긍정적인 마음과 생각으로 약물 치료를 성실히 하고 운동 요법 등으로 생활 속 불편을 줄이기 위해 적극적으로 노력하면 됩니다. 규칙적이고 지속적인 운동과 재활 요법, 식단 관리와 평안한 감정 상태의 유지 등으로 병의 진행을 늦

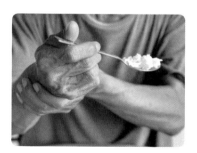

추면서 불편 없이 생활이 가능하다는 것이 연구 결과로도 나와 있습니다. 자신에게 맞는 적절한 치료와 전문가의 조언을 통해서 지혜롭게 극복하기를 바랍니다.

16 최근 항파킨슨병 약의 복용량을 늘린 후 증상이 호전되었습니다. 그런데 성적인 충동이 늘고 억제가 잘 안 되는 경향이 있습니다. 이러는 이유가 무엇인가요?

파킨슨병의 발병은 도파민의 결핍이 주된 이유입니다. 때문에 도파민 결핍을 채우는 약물은 운동 증상을 완화하는 데에는 효과적이지만 일부 환자들에게는 약물로 인해 신경전달물질에 비정상적으로 자극이 됩니다. 그래서 성욕이 증가하거나 폭식증이 오거나 충동구매를 억제하지 못하거나 도박 등에 중독되기도 합니다. 약의 사용량에 따라 비례하기 때문에 전문의와 상담하여 약물 조절을 통해 치료 계획을 세우는 것이 좋습니다.

17 계속 체중이 감소하고 있는데요. 항파킨슨병 약 때문인가요?

체중 감소는 여러 가지 이유로 발생합니다. 파킨슨병 환자에게는 흔하게 발생하는 현상이기도 합니다. 파킨슨병에서의 체중 감소는 식욕 감퇴, 변비 및 소화 장애, 활동력 감소, 떨림과 이상 운동증과 같은 과한 움직임 등이 원인이 됩니다. 병 자체에 의하여서도 체중이 감소되지만 약의 용량, 부작용 등에 따른 체중 감소도 있을 수 있습니다.

18 현재 당뇨병 약과 고혈압 약을 복용하고 있습니다. 여기에 항파킨슨병 약을 같이 복용해도 되나요?

일반적으로 흔히 사용되는 당뇨병 약과 고혈압 약이 크게 문제되지는 않습니다. 그러나 기본적으로 항파킨슨병 약은 외부로부터 부족한 도파민을 보충해 주는 약물이기 때문에 뇌 안에서 도파민 전달에 영향을 주는 다른 약을 복용한다면 부작용이 발생할 수 있습니다.
대표적인 약물로는 항구토제, 항히스타민제, 항우울제, 항정신병제 등이 있습니다.

19 보행을 할 때 종종 다리가 끌립니다. 지팡이를 사용해야 하나요?

다리 끌림은 파킨슨병이 진행되면서 나타나는 대표적인 증상입니다. 사실 보행에 문제가 생기면 넘어져서 외상이나 골절, 근육통이 생길 수 있습니다. 심하게 다치면 회복에 시간이 필요한데 이렇게 되면 운동 요법을 비롯한 회복 치료에 영향을 주게 됩니다. 그래서 파킨슨병 진행이 더 빨라질 수가 있습니다. 때문에 지팡이 등의 보행 보조기를 사용하는 것이 안전합니다. 물론 지팡이도 다양한 종류가 있으니 적절한 것을 선택해야 하는데 일반적으로 지팡이의 높이는 팔을 약간 구부린 상태에서 지팡이를 짚었을 때 허리를 세울 수 있는 것이 좋습니다.

에필로그

치매와 파킨슨병으로
고통받는 분들에게

    원고를 채우다 보면 마음이 들뜬 채로 자료를 수집하거나 새로운 정보를 받아들이다, 비가 추적추적 내리는 그런 날이면 치매와 파킨슨으로 인하여 불안과 불편함 그리고 외로움에 시달리는 환자와 가족들의 삶에 나도 모르는 사이 진한 공감과 연대의 감성 회로가 작동을 한다.

    나이가 들어 중년이 지나 고인 물 같은 삶 가운데 극복하기 힘든 병마와 싸우는 많은 환자들이 있다. 그럼에도 굽이굽이 숨겨져 있을 인생의 작은 기쁨들을 발견하려는 노력들을 끊임없이 하시는 모든 환자분들께 힘찬 응원을 보낸다.

가끔 오래전 개봉했던 닐 버거 감독의 〈리미트리스(Limitless)〉를 떠올려보며 우리 인간은 일생 동안 내가 가진 뇌의 20%도 활용하지 못하는데 영화에서처럼 100%로 뇌를 쓸 수가 있게 되어 망가진 일부 뇌 신경을 새로운 뇌 신경으로 대체하여 지워진 많은 정보들이 건강한 해마와 전두엽에 몰려들어 다시 유용한 정보로 거듭나고 지나간 아름다운 추억들에 흠뻑 취할 수 있게만 된다면 참 좋겠다는 기분 좋은 상상을 해보곤 한다.

2020년에 들어 지구촌을 뒤흔든 코로나19의 팬데믹이 우리 모두를 괴롭히고 있다. 시간이 지날수록 많은 전문가들이 알려준 사실들이 바뀌고 일부에서는 공포를 조장하기도 하고 과장된 정보로 혼란에 빠뜨리기도 하지만, 점차로 초기의 불확실한 상황이 사실에 근거한 팩트에 묻히고 잘못된 정보는 걷어 내져서 믿을 만한 지식을 공유하고 축적하다 보면 이 재난 상황은 머지않아 정리가 될 것이다.

오래도록 축적된 경험으로 보자면 코로나19의 흔한 증상인 발열, 기침, 오한, 염증 등의 증상들은 내 몸의 면역 기능을 활성화시키기 위한 내 몸의 능동적인 반응들이다. 안전한 백신이 나오기 전의 치료는 사실 증상을 완화시키기 위한 대증요법을 사용하게 되는데 오히려 회복에 부정적이면서 다른 큰 부작용도 생길 수 있다. 기저질환이 없고 병약하지 않다면 크게 걱정하지 않아도 될 일이다.

뇌 신경질환의 대표격인 치매와 파킨슨병 역시도 시간이 지나면서 그동안 많은 시행착오를 겪은 데이터를 기반으로 수많은 글로벌한 제약사들이 막대한 자금과 연구인력, 시간을 아낌없이 투자하고 있다.

 머지않아 약효에 기대할 만한 성과가 나타나길 바라지만 모든 약은 반드시 부작용이 따르고 코로나19처럼 인간에게서 늘 새로운 병은 창조되기 때문에 평소에 건강관리에 소홀함이 없어야겠다. 드러내지 않고 조용히 인류의 건강에 열정과 정성을 다하는 모든 분들에게 존경을 표하며 다소 부족하지만 치매와 파킨슨병으로 고통받는 많은 분들이 이 책을 통해 극복의 의지와 희망을 조금이라도 갖게 되기를 간절히 바라본다. 이 책을 쓴 궁극의 이유다.